李志道组穴

主审 李志道

主编 李岩 周震

中国健康传媒集团

中国医药科技出版社

内容提要

本书全面、系统、详尽地整理了著名针灸学家李志道教授的组穴理论，内容包括李志道组穴的来源及其与针灸处方的关系，李志道组穴的取穴特点、组成规律、针刺特色，并按"头身分部，四肢分经"的顺序介绍了93组李志道组穴。书中配以腧穴定位图以及示范操作视频，图文并茂，视听结合，适合于中医药高等院校师生、中医针灸临床医生和爱好者参考、阅读。

图书在版编目（CIP）数据

李志道组穴 / 李岩，周震主编 . — 北京：中国医药科技出版社，2019.12
ISBN 978-7-5214-1352-6

Ⅰ . ①李… Ⅱ . ①李… ②周… Ⅲ . ①针灸疗法—穴位 Ⅳ . ① R224.2

中国版本图书馆 CIP 数据核字（2019）第 196581 号

本书视频音像电子出版物专用书号：

ISBN 978-7-88728-244-6

美术编辑 陈君杞
版式设计 也 在

出版 **中国健康传媒集团** | 中国医药科技出版社
地址 北京市海淀区文慧园北路甲 22 号
邮编 100082
电话 发行：010 – 62227427 邮购：010 – 62236938
网址 www.cmstp.com
规格 710 × 1000mm $\frac{1}{16}$
印张 11 $\frac{3}{4}$
字数 200 千字
版次 2019 年 12 月第 1 版
印次 2019 年 12 月第 1 次印刷
印刷 三河市国英印务有限公司
经销 全国各地新华书店
书号 ISBN 978-7-5214-1352-6
定价 45.00 元

获取新书信息、投稿、为图书纠错，请扫码联系我们。

编 委 会

序 言

　　李志道教授与我初识于 20 世纪 90 年代中国针灸学会腧穴研究会成立之际，至今已年逾三十载。彼时常有工作上的来往，言谈及深方知其为人文雅宽和、从善如流，是位谦谦儒医。其家学深厚，又长期从事针灸教学、研究及临床工作，对腧穴与针法研究尤深，为针灸学的发展提出了许多建设性的意见。

　　2005 年在深圳与其高足李岩博士谈及李教授的临证经验尚缺总结成册，我明示之应当深入挖掘整理以传承发扬，而今他追随李教授的学术风范和学术路径，向我出示其和周震博士共同总结整理的《李志道组穴》书稿并邀我作序，欣然接受。

　　自岐黄甲乙以降，千年来中医的生存发展之路不易，幸有历代先贤登明堂以授针道，方使中医里面的精华之精华——针灸，得以薪火相传。《李志道组穴》是李岩、周震两位博士对李志道教授临床常用腧穴配伍经验的整理，皆是其多年临床有效之心得，并无附会之言，我有对穴专著，与李志道组穴可谓相辅相成，凡有志于针灸处方研究者皆可参考学习。书中图文结合，部分组穴更是配以李志道教授及其亲自指导门徒的操作演示，不仅为后学者提供了一部"看得见"的实用针灸临床经验，更是其"寓教于学、鱼渔双授"师者之风的体现。

　　在《李志道组穴》即将付梓之际，余特为之序，以示推荐之意。

第 二 届 国 医 大 师　　吕景山

山西省针灸研究所原所长

2019 年 10 月

前　言

"腧穴所在，主治所在"是李志道教授总结腧穴局部作用所提出的观点。李志道教授从事医教研工作50余年来，善方药而精针砭，推崇针药兼备，对腧穴与针法研究尤擅。临证仿中药相须、相使的原则，根据腧穴所在部位、神经肌肉解剖位置、经络循行分布，将两个及以上腧穴（部位）与特定刺法相结合应用，提出了"组穴"这一概念，这种腧穴组合应用形式来自于临证体会与解剖观察。

穴效间的作用与诸多因素有关，其中腧穴配伍、针刺手法是重要内容，组穴增效与此二者关系密切。腧穴是人体脏腑经络气血输注于体表的部位，具有治疗所在部位局部病症和邻近病症的特性。临床发现，某一部位的腧穴所治疗的病症往往作用较局限，如果将所在部位的腧穴联合应用则可使穴效显著增加。同时，结合解剖结构并配合一定的刺法，能进一步提高腧穴的作用。基于这样的认识，李志道组穴多以"头身分部，四肢分经"的顺序排列，同时与神经、肌肉、脏腑投影等解剖组织结构关系密切，具有以组统部、穴刺结合、功效精专、增加主治的显著特点。

本书内容共分三章。第一章为李志道组穴概论，介绍组穴应用基础及刺法与组穴的关系。第二章介绍李志道组穴的主要内容，即取穴特点、组成规律、针刺特色。第三章分六节，按"头身分部，四肢分经"的顺序，介绍93组"李志道组穴"。每组穴分别由穴位组成、腧穴定位、解剖位置、取穴方法、刺灸方法、主治病证、随症配穴和组穴方解组成。穴位组成为组穴构成的穴名，并配以腧穴定位图，方便读者查阅；腧穴定位参照《中华人民共和国国家标准·腧穴名称与定位》（GB/T 12346-2006），同时给出李志道组穴所用经外奇穴的定位；解剖位置简要说明李志道组穴涉及的神经肌肉及其与内在脏腑的位置关系；取穴方法部分重点对李志道教授常用的腧穴定位予以说明；刺灸方法介绍各穴的针刺操作及感传要求；主治病证以符合"腧穴所在，主治所在"的特性，并参以经络穴性、神经肌肉、脏腑投影等，主要从部位主治、经络主治、脏腑主治、功效主治、其他主治五个方面介绍李志道组穴的作用；"授之以鱼不如授之以渔"，随症配穴部分目的是示人以加减之法，以供临证参考应用；组穴方解结合主治病证，详解李志道组穴治病之理。中医作为传承之学，自古文墨有载，本书遵古例的同时尝试将李志道教授对部分组穴的针刺操作明示于后学，因此对 30 组重点李志道组穴配以李志道教授及其指导弟子的示范操作予以影像展示，以彰大家治学传道之景象。

李志道组穴是基于对腧穴部位经络、神经、肌肉等之间相互关系的思考，并借鉴了针灸典籍关于腧穴与刺法的论述，具有较完备的理、法、方、术等内容体系，因此我们提出"组穴"这一概念基础上的李志道组穴理论体系。李志道组穴理论并无标新立异之意，而是从临证应用中思考所得，"从实践中来，到实践中去"，故而这一理论的目的是为针灸的临床应用与发展提供一种可借鉴的思路与方法。

李志道教授为天津市名中医李中和先生之子，既有系统中医教育之厚基，又有家学传承之渊源。刘公望教授文理精深，与李志道教授为同窗好友，亦师从李中和先生，深得先生真传。二人可以说是师出一门，学术思想一脉相承。我们一为李志道教授硕士研究生，一为刘公望教授硕博研究生，但学识能力不及二位恩师，只能望其项背。然李志道教授所提组穴理论已渐成体系，国医大师吕景山教授也多次授意我们整理成册，故我们持迟钝之资编撰《李志道组穴》。撰稿过程中我们就所遇问题反复向李志道教授商榷请教，几易其稿，终算成册，然难免理解偏差，未尽其意，故付梓出版以求同道斧正，以使李志道组穴理论日臻完善。

李岩　周震

2019 年 8 月

目　录

第一章　李志道组穴概论 ……………………………………………… 1

　　一、组穴应用基础 …………………………………………… 2

　　二、刺法与组穴的关系 ……………………………………… 2

第二章　李志道组穴的基本内容 …………………………………… 7

　第一节　李志道组穴的取穴特点 …………………………… 8

　　一、取穴宗"三间三边"之法 ……………………………… 8

　　二、定穴主"循按、劲推、重掐"之用 ………………… 9

　　三、强调针刺的方向、角度和深度 ……………………… 10

　　四、重视针感强弱与传导的控制 ………………………… 11

　第二节　李志道组穴的组成规律 …………………………… 12

　　一、头身分部，重视腧穴与脏腑关系 …………………… 12

　　二、四肢分经，强调神经肌肉的分布 …………………… 13

　第三节　李志道组穴的针刺特色 …………………………… 15

　　一、驾驭针感是李志道组穴的针刺精髓 ………………… 15

　　二、穴刺结合是李志道组穴的基本要求 ………………… 16

　　三、分步针刺是病症治疗的特殊需要 …………………… 16

第三章　临床常用李志道组穴 ……………………………………… 19

　第一节　头面部组穴 ………………………………………… 20

　　外四神聪透百会 …………………………………………… 20

　　顶灵三穴 …………………………………………………… 22

　　脑空透风池 ………………………………………………… 24

头目双透 25

耳周六穴 26

耳屏前三穴 28

眼病六穴 29

三叉神经四穴 30

颈夹脊 32

项中四穴 33

敛疮二穴 35

臂丛四穴 36

咽喉三穴 39

胆经四透 40

第二节　胸腹部组穴 42

消食三穴 42

补三气穴 44

运中气穴 46

丹田三穴 48

净府五穴 50

胞宫七穴 51

通便三穴 52

第三节　背腰部组穴 54

肩胛冈三穴 54

肩胛四穴 55

心肺区 56

肝胆区 58

脾胃区 60

肾区 62

秩边透水道 64

第四节　上肢部组穴 66

肩五穴 66

肱二头肌三穴 67

肱三头肌三穴 68

前臂掌侧六穴 ························· 69

前臂背侧六穴 ························· 71

落枕四穴 ····························· 72

腕掌侧三穴 ··························· 73

腕背侧三穴 ··························· 74

鱼际四穴 ····························· 76

手掌对刺三穴 ························· 77

正中神经六穴 ························· 79

尺神经五穴 ··························· 81

桡神经浅支五穴 ······················ 82

桡神经深支三穴 ······················ 84

手食指三穴 ··························· 85

调心神三穴 ··························· 86

手阳明四穴 ··························· 87

第五节　下肢部组穴 ···················· 89

冲门三穴 ····························· 89

阴股三穴 ····························· 90

股前九穴 ····························· 92

股后五穴 ····························· 93

臀三穴 ······························· 94

坐骨神经四穴 ························· 95

三风市 ······························· 97

腘下四穴 ····························· 99

小腿前外侧六穴 ······················ 101

足阳明四穴 ··························· 102

腓总神经四穴 ························· 104

腓深神经五穴 ························· 106

胫神经五穴 ··························· 107

足三阴七穴 ··························· 108

肩凝症五穴 ··························· 110

踝上三寸二穴 ························· 111

滋阴三穴 ····························· 113

痫证三穴 ……………………………………………………… 114

内踝三穴 ……………………………………………………… 116

足跟痛八穴 …………………………………………………… 117

利趾三穴 ……………………………………………………… 118

足背胆经三穴 ………………………………………………… 119

丘墟透照海 …………………………………………………… 120

第六节　其他组穴 …………………………………………… 122

鼻病六穴 ……………………………………………………… 122

齿病四穴 ……………………………………………………… 123

清口气四穴 …………………………………………………… 125

梅核气五穴 …………………………………………………… 126

胃病三穴 ……………………………………………………… 127

中腹部四穴 …………………………………………………… 129

调冲四穴 ……………………………………………………… 130

乳病六穴 ……………………………………………………… 132

前阴病四穴 …………………………………………………… 133

腰痛二穴 ……………………………………………………… 135

手足二八穴 …………………………………………………… 136

散风四穴 ……………………………………………………… 137

退热三穴 ……………………………………………………… 139

补元气穴 ……………………………………………………… 140

补气养血四穴 ………………………………………………… 142

清热凉血六穴 ………………………………………………… 143

化瘀四穴 ……………………………………………………… 145

汗证四穴 ……………………………………………………… 147

祛痰化浊四穴 ………………………………………………… 149

利水消肿五穴 ………………………………………………… 150

和中蠲饮四穴 ………………………………………………… 152

固精四穴 ……………………………………………………… 153

逍遥五穴 ……………………………………………………… 154

透四关 ………………………………………………………… 155

回阳固脱三穴 ………………………………………………… 157

第四章　分部病症配穴 ···································· 159

　一、头面部病症选穴 ································· 160

　二、胸腹腰背病症选穴 ····························· 163

　三、上肢病症选穴 ······· 168

　四、下肢病症选穴 ······· 169

组穴名称索引 ···································· 171

参考书目 ···································· 173

第一章
李志道组穴概论

组穴是根据腧穴所在部位、神经肌肉解剖位置、经络循行分布，将两个及以上腧穴与特定刺法相结合应用，以提高腧穴功效、增加腧穴主治病证为目的的一种穴位组合应用形式。

一、组穴应用基础

腧穴作用的一大特性，是任何腧穴都能治疗其所在部位的局部病症和邻近病症。通过局部腧穴联合应用以增加刺激量，是加强腧穴局部作用及扩大主治范围的重要方法，这是李志道组穴应用的基础。腧穴的这种分部主治规律不仅表现在头面部、躯干部腧穴的部位主治功效上，而且有着一定的理论基础。

头面部腧穴内应脑髓、外邻官窍，具有治疗头面、神志、五官疾病的作用，这不仅是基于中医学对脑的认识，同时现代解剖学认为头面部神经血管广布，主干及其各分属支交错走行，也为头面部组穴的应用提供了解剖基础。如脑空透风池，二穴均位于枕神经走行区，同用可治枕神经痛。此外，经络的循行也是头面组穴的重要基础，如胆经在侧头部分布甚广，"起于目锐眦，上抵头角，下耳后"，《冷庐医话·头痛》认为"头痛……属少阳者，上至两角，痛在头角……少阳经行身之侧"。《百症赋》记载"悬颅、颔厌之中，偏头痛止"，但临床应用发现这两组穴治疗偏头痛功效欠佳，但沿胆经头部循行取"胆经四透"，不仅治疗偏头痛更加有效，还扩大了其应用范围。躯干部的腧穴多以治疗该穴投影区内部的脏腑病为主，362个经穴中，除手少阴心经外，其余十三条经脉有121个腧穴分布在躯干部。纵观《针灸甲乙经》中躯干部腧穴的主治病症可发现，这些腧穴的治症多是由相应腧穴所在的位置决定，即"腧穴所在，主治所在"。如"通便三穴"，五枢、维道为胆经腧穴，大横为脾经腧穴，三穴单用时主治有别，同用则功专畅肠腹之气，根据其结肠部位的体表投影主治大便秘结不通诸症。

经络横行说是腧穴分部主治规律的基础，在机体内存在着一类从体表以矢状线或冠状线向中心垂直轴分布的经络。这类经络将体表与体内组织或体内脏腑横向地联系起来，起着运行气血、协调阴阳、传变病邪、反应病候的作用，在治疗上则为"腧穴所在，主治所在"提供了理论依据。《素问·皮部论篇》说："邪客于皮则腠理开，开则邪入客于络脉，络脉满则注于经脉，经脉满则入舍于腑脏也。"《素问·缪刺论篇》《灵枢·百病始生》中也有类似的论述，认为人体存在皮-络-经-腑-脏的疾病传变形式，病邪绝不仅仅是从某一经的纵行线向里传变，还有通过整个躯体中的皮肤经横行经络往里传变的途径。机体中存在的横行经络为组穴的应用提供了一定的理论基础。

二、刺法与组穴的关系

刺法泛指针刺操作的方法，是采用不同针具或非针具，刺激人体的一定部位（腧穴），并运用各种手法以调整阴阳、防治疾病的方法。从组穴与刺法的内涵来看，二者既有联系又有区别。其共同点是都包含作用部位、针刺手法、施治目的三个方面；所不同在于刺法注重针刺方法与治疗病证的结合，而组穴则更多注重腧穴组合之间的协同增效与针刺手法的配合应用。自《黄帝内经》以降，迄至明清，刺法论述颇多，涉及针刺器具、持针方法、刺法种类、得气与调气原则、补泻手法的区分、针刺量度的掌握、针刺的宜忌、医者应具备的条件，以及一些病症的针刺方法等。其中部分刺法的内容可以认为是组穴的最初形式。

1.《黄帝内经》刺法是组穴应用的雏形

《黄帝内经》不仅设《刺法论篇》专篇论述刺法，指出刺法的重要性，"既明天元，须穷刺法，可以折郁扶运，补弱全真，泻盛蠲余，令除斯苦"，更是在《灵枢·官针》等篇中介绍了九刺、十二刺、五刺、三刺等多种刺法。十二刺是根据病变的深浅、大小等不同，提出刺浅、刺深和发针多少，以及运用不同的针刺角度，以适应十二经各种病变的刺法。其中，属于多类刺的偶刺、扬刺、齐刺、傍针刺等《黄帝内经》刺法内容丰富，与组穴的涵义相通。

"偶刺者，以手直心若背，直痛所，一刺前，一刺后，以治心痹，刺此者傍针之也。"此法以一手按前心，相当于胸部募穴等处，一手按其后背，相当于相应的背俞处，当前后有压痛处进针。这种一前一后、阴阳对偶的针法，称为偶刺法，又称"阴阳刺"。偶刺取穴，在胸腹、腰背部有重要的体表标志，以供量取前后进针点，如命门和脐相对、至阳与鸠尾相对，加之施以不同手法，可达调节阴阳、通畅经络、调和脏腑的目的。前后配穴法是这种刺法的发展，"前"指胸腹，"后"指背腰，临床以胸腹部募穴和背腰部背俞穴相配同刺，用于治疗脏腑病变即属本法，又称"俞募配穴法"，根据脏腑体表投影选用的"心肺区""肝胆区""脾胃区""肾区"等背腰部组穴是这一刺法的扩展应用。背俞穴是内脏与体表联系的部位，为脏腑至要之处，具有反映内脏疾病和治疗相应内脏病症的作用，各脏腑的背俞穴与相应的脏腑位置基本对应，如肺俞、心俞、肝俞、脾俞、肾俞等所处位置或上或下，即与相关内脏的所在部位是对应的。凡是在某一脏腑投影区的腧穴，都可以治疗相关的脏腑病症，而不必一定拘泥于某一个背俞穴。根据脏腑投影选取的背腰部组穴强调背俞穴在脏腑病症中的治疗作用，正所谓"善用针者，从阴引阳，从阳引阴，以右治左，以左治右，以我知彼，以表知里，以观过与不及之理，见微得过，用之不殆"，不仅扩大了治疗范围，也加强了脏腑间的联系。

"扬刺者，正内一，傍内四，而浮之，以治寒气之博大者也""入一傍四处，治寒热"，张景岳说："扬，散也"，张志聪说："扬刺者，从中而发扬于四傍也"。扬刺法针刺的部位较为分散轻浅，有祛寒止痛、行气活血、散瘀消肿之功，适宜治疗寒气浅而面积较大的痹证。扬刺是在病变正中刺一针，而后在上下左右各浅刺四针，此为五针同用，针法则选取不宜过深的浮针法，因其针刺的部位较为分散，故称为扬刺，类似目前临床上的围刺法。该刺法与特定组穴配合应用，可增强腧穴主治作用。如外四神聪透百会可达清利头目、止痛止晕、健脑益智宁神、升达清阳之功；鱼际四穴能通过直接刺激鱼际部肌肉群以调节恢复拇指内收、外展的功能。

"齐刺者，直入一，傍入二，以治寒气小深者。或曰三刺，三刺者，治痹气小深者也。"这种针法是正中先刺一针，并于两旁各刺一针，三针齐用，故名齐刺、三刺，治疗病变范围较小而部位较深的痹痛等症。"傍针刺者，直刺、傍刺各一，以治留痹久居者也。"这种刺法是先直刺一针，再在近傍斜向加刺一针，多应用在压痛比较明显，而且固定不移、久治不愈的痹证，由于正傍配合而刺，所以称"傍针刺"。这种刺法与齐刺相似，都是以增加刺激量为目的，在患部施行多针刺的方法，既可治疗局部病症，又可适用于远端病症。临床应用之时，除在上述两种病痛处针刺外，主要是取其把功能主治相仿的一组穴位集中在一起，从而达到加强某一局部或是某一经刺激量的作用。因此，在其他病症处的局部施行多针刺，或是在远离患部的某一经上施行多针刺，都可以视为齐刺或是傍针刺，这也是组穴应用的主要依据之一。其针刺数不必限于规定的三针或二针，酌情亦可多针刺。组穴三风市就是仿齐刺取风市穴及其上下各2寸处，取其疏散风邪之功，主治腰尻疼痛等。胆经四透由胆经头部的颔厌、悬颅、悬厘、曲鬓、率谷、天冲、浮白、头窍阴八个腧穴组成，此组穴取傍针刺之义，并与透刺法联合，用治因肝胆气机失调、少阳枢机不利所致的偏头痛、眩晕、耳鸣耳聋、胸胁胀满不舒等病症。再如净府五穴、胞宫七穴等皆属上述刺法的发挥应用。

2. 后世刺法对组穴应用的影响

历代针灸学家继承和发展了《黄帝内经》的刺法内容，并从多方面推动了针灸学的发展。后世刺法中对组穴应用影响较深的有接气通经法、透穴疗法等。

《灵枢·九针十二原》指出："刺之要，气至而有效"，即针灸治疗取得疗效的关键在于得气（通常称为针感）。在临床治疗时，产生针感并到达预定部位，才可以取得理想的疗效。接气通经法是传统针刺方法之一，金代何若愚在《流注指微赋》中说："接气通经，短长依法"，主要目的就是使被针穴位处的针感通过"催而运之"和"上接下引"两种操作手法，以接力赛的方式在本经或附近穴位以续接经气，传导至预定的部位以疏通经络、畅行气血。其中"上接下引"法对组穴的发展影响更深远，即通过经穴的层次接力传递，使经气或针感沿经脉循行，直达病所。坐骨神经四穴、腓总神经四穴、胫神经五穴分别位于坐骨神经及其分支腓总神经、胫神经走行线上，针对少阳阳明型、太阳少阴型等不同类型的坐骨神经痛，可通过分经得气，并结合"接气通经"以有的放矢。

透穴刺法是在《黄帝内经》合谷刺、恢刺等一针多刺法的基础上发展而来的，此种刺法源于元代，元代窦汉卿、明代杨继洲都擅用此法，《玉龙歌》也说："偏正头风最难医，丝竹金针亦可施，沿皮向后透率谷，一针两穴世间稀"。可见此种一针两穴的刺法为提高临床疗效提供了新思路，它是使针卧倒沿皮刺，或直立深刺，从一穴刺入，使针尖到达另一穴的部位，达到一针二穴或一针多穴的目的。透穴刺法也是担截法的具体应用，担截法原为选配穴的一种方法，始见于《马丹阳天星十二穴治杂病歌》，《针灸问对》对其的解释为："截者截穴，用一穴也，担者两穴，或手与足二穴，或两手两足各一穴也"。一针一穴谓之截，一针二穴谓之担。"担"意为挑，透刺法可一针担挑二穴或二经。一针二穴或一针多穴可扩大针刺范围，通经接气，使相表里、相对应的经络得以协调，并可使脏腑与经络、腧穴与腧穴之气得以沟通，营卫气血得以疏导，加强多经间的联系，增加刺激量和刺激面，从而达到一穴多效、一针数功、扩大主治范围、提高疗效的目的。此法对于改善局部或全身症状及治疗远端病症效果较好。常规有同经透刺、表里经透刺、向邻近经脉透刺等多种透刺方法。组穴中的胆经四透、合谷透劳宫、内关透间使等是这一刺法的应用。

凡是透穴均应双重得气，即针刺达到预刺部位及深度时，行捻转提插补法或平补平泻法使进针穴与被透穴均得气。此外，透刺针法产生效应的部位不仅是"透穴"（先刺入的穴位）或"达穴"（应该到达的穴位）的单个穴性，更是两穴乃至"间穴"（透穴与达穴中间穿越的穴位）共同穴性的加强，这些作用往往是单穴所不及的。

第二章
李志道组穴的基本内容

　　腧穴是人体脏腑经络气血输注于体表的部位，任何腧穴都具有治疗所在部位的局部病症和邻近病症的特性。胸腹腰背部的腧穴能治疗相应部位脏腑病，头部腧穴还可治疗头面、神志、五官病症，其规律是："腧穴所在，主治所在"。李志道组穴即是在腧穴的分部主治这一特性与规律的基础上，为增强腧穴所在部位的主治功效，通过腧穴与刺法的结合而形成的一种腧穴应用形式，具有以组统部、穴刺结合、功效精专、增加主治的显著特点。

第一节 李志道组穴的取穴特点

"穴"与"术"是临证疗效的关键,"定经取穴"是针刺操作的重要环节,腧穴定位的准确性不仅是针刺得气的基础,而且对针刺效果起着相当重要的作用。李志道组穴在总结历代针灸取穴经验的基础上,结合多年解剖观察,仔细推敲、实践,提出了"取穴宗'三间三边'之法,定穴主'循按、劲推、重掐'之用"的理论观点。除此之外,李志道组穴取穴时还强调把握针刺的方向、角度和深度及掌握对针感强弱与传导的控制。

一、取穴宗"三间三边"之法

"三间三边"方法是对腧穴定位的发展,腧穴的位置总在边(旁边)或间(之间)。所谓"三间三边","三"是肌腱、肌肉、骨骼、血管、纹头等解剖标志的泛称,"间"指"之间","边"指"旁边"。即取穴时,腧穴多位于肌腱、肌肉、骨骼、血管、纹头之间或旁边,有突出的体表标志,或凹陷,或突出,或结节,或动脉应手。

"三间三边"取穴重视腧穴的解剖标志,运用坐标定位的方法,把腧穴定位在具体的部位上。当传统的取穴方法对腧穴部位有争议时,运用"三间三边"取穴,既能准确、方便地确定腧穴的位置,也可作为简便取穴的指导方法,解决同一腧穴因不同取穴方法所造成的定位模棱两可问题。下面以具体的腧穴定位为例介绍"三间三边"取穴法的应用。

骨骼边缘:如足三里在《腧穴名称与定位》中的定位是"在小腿外侧,犊鼻下 3 寸,犊鼻与解溪连线上"。考《针灸甲乙经》说"在膝下三寸,胻外廉",而《针灸大成》则说"在膝下三寸,胻骨外廉大筋内宛宛中,两筋肉分间,举足取之"。犊鼻穴取穴体位是屈膝位,而足三里则要"举足取之",即伸膝位。对比用屈膝位及伸膝位取膝下 3 寸(同身寸),会得出不同的位置,约差 0.5cm。同身寸屈膝位的"犊鼻下 3 寸"与伸膝位的"犊鼻下 3 寸"不在同一位置。鉴于此,取足三里时应舍弃"犊鼻下 3 寸(同身寸)"这一纵坐标,代之以"用拇指沿胫骨前嵴向下推,或沿胫骨体向上推,至平胫骨粗隆下缘"来取纵线,其与外侧一横指处即是穴。再如风府穴,"在颈后区,枕外隆凸直下,两侧斜方肌之间凹陷中",然考《针灸甲乙经》及《针灸大成》均载:"在颈上,入发际 1 寸,大筋内宛宛中,疾言其肉立起,言休其肉立下"。《人体解剖学》描述风府穴"朝人中方向进针,深部可达寰椎后弓与枕骨大孔后缘之间"。这里有 3 个问题:①第 1 颈椎在 X 光片上容易找到,而在人体上难以摸到;②枕外隆凸是脑后最高点,此点距进针部位尚有一定距离，而后发际又不易确定；③此处"凹陷"范围太大，具体进针时在何处刺入？规范而简便的取穴方法当为：沿颈部的后正中线向上推摸，至颅骨的下缘即是本穴，此处正好在寰椎后弓与枕骨大孔后缘之间。

动脉搏动边缘：《腧穴名称与定位》中说悬钟"在小腿外侧，外踝尖上 3 寸，腓骨前缘"。《针灸甲乙经》载本穴"在足外踝上三寸动者脉中，足三阳络，按之阳明脉绝乃取之"，从骨度分寸角度指明在外踝上 3 寸（同身寸），并未指明是在腓骨的前缘或后缘，《针灸大成》亦如此。《针灸甲乙经》原文中强调两点：一是"动者脉中"，二是"按之阳明脉绝乃取之"。"按之阳明脉绝"是指按压外踝上 3 寸（同身寸）处至足背动脉（冲阳穴处）不跳动或跳动力弱。经反复测试，在外踝上 3 寸（同身寸）的腓骨后缘处按压不会出现"阳明脉绝"的现象，而在外踝上 3 寸（同身寸）的腓骨前缘处按压，才明显有"阳明脉绝"的现象。据此认为本穴应在"外踝上 3 寸（同身寸），腓骨前缘凹陷与胫前动脉之间"。

皱纹头骨缝间：阳溪"在腕区，腕背侧远端横纹桡侧，桡骨茎突远端，解剖学'鼻烟窝'凹陷中"，《针灸甲乙经》说"在腕中上侧两筋间陷者中"。"凹陷"内结构较复杂，由桡骨茎突、舟骨、大多角骨及两侧拇短伸肌肌腱和拇长伸肌肌腱构成。根据"三间三边"的概念，阳溪穴在凹陷内，舟骨与桡骨茎突所形成的骨缝中，临床上可不必翘起拇指，只需沿桡骨桡侧向下推至与舟骨交界处的骨缝，即是穴。这种取穴法对拇指不能活动的瘫痪患者也能轻易取准。

肌腱与骨之缝隙间：合谷"在手背，第 2 掌骨桡侧的中点处"，《针灸甲乙经》说在"在手大指次指歧骨间"，《备急千金要方》则言穴在"虎口后纵纹头"，《腧穴学》所说的简便取穴法是：以"手的拇指指骨关节横纹，放在另一手的拇、食指之间张开的指蹼缘上，屈指当拇指间尽处是穴，两穴约差 0.15cm"。根据"三间三边"的概念，合谷穴在五指并拢时，从虎口后纵纹头向第 2 掌骨作垂直连线，此线与第 2 掌骨边缘交点处的掌面取穴。

二、定穴主"循按、劲推、重掐"之用

取穴时对上述肌腱、肌肉、骨骼、血管、纹头等体表标志的寻找，还当掌握"循按、劲推、重掐"的应用，正如《针灸大成》所言："凡点穴，以手揣摸其处……以大指爪切掐其穴，与庶中得进退，方有准也"。凡点四肢部腧穴必先根据其经络在体表的走行划线定经，即"循按"，然后用骨度分寸的方法定位，结合体表标志和腧穴"三间三边"的特性在穴位附近反复推按，即"劲推"，范围渐小，力量渐重，细细揣寻，掐其凹陷而得之，即"重掐"，如此反复数次细心体会腧穴在手下的感觉。如环跳穴"在臀区，股骨大转子最凸点与骶管裂孔连线的外 1/3 与内 2/3 交点处"，而环跳穴位于肌肉凹陷间，可从股骨大转子最凸点向骶管

裂孔循按，然后劲推至凹陷处，重掐即得环跳穴位置。

定穴时还常"按部点穴"，按部点穴多建立纵横坐标定经纬，并参考邻近腧穴规左右，古人"取一经用三经，取一穴用五穴"便是这个道理。如定腹部腧穴以任脉为纵轴，脐中为圆点，平脐为横轴，分寸不移，以点为取；再如飞扬、外丘、阳交同为小腿外侧外踝上 7 寸，3 穴相平，取穴可相互参考；又如足踝前部腧穴从内至外依次为商丘、中封、解溪、丘墟、申脉。按部点穴方法既有利于直观地记忆和准确地定位，把腧穴"共性"和"个性"的作用较好地结合在一起，同时开阔了临床治疗思路。如治疗局部病变时的一针多穴，相近腧穴可透刺直至病所；选用邻近腧穴替换避免单一腧穴过频使用而产生耐受。

在上述理论指导下，结合大量解剖观察，同时联系临床实际运用，李志道教授在取穴方法上不断改进和总结。取关节处穴位时多活动关节开大骨间隙，如取养老穴常转手得之；与肌腱相伴的腧穴多推开肌腱取其直下，如神门；肌肉与肌肉之间的腧穴多在肌肉相交，或隆起或按之凹陷之处，如血海与梁丘；四肢长骨边缘的腧穴多有小的骨陷，如脾经的地机、漏谷、三阴交在胫骨内侧缘处皆有骨陷，多循按凹陷处取之；取两歧骨之间的腧穴，常劲推至末端得之，如太冲；取指（趾）端井穴多沿指（趾）甲画一直线与爪甲基底缘水平线交点处定，如少商。

三、强调针刺的方向、角度和深度

针刺的方向、角度和深度适当是针刺安全的保障，必须依据施术部位、不同病症以及患者体形情况具体而定。掌握好进针的方向、角度和深度是提高临床安全性的关键，针刺的方向和深度与安全性存在一定的联系。

《素问·诊要经终论篇》言："凡刺胸腹者，必避五脏。"危险穴位针刺安全是当前针刺研究的一个重要方向。如风池穴不同的进针方向存在不同的危险性：自风池穴刺向鼻尖、对侧内眦和对侧眼球，进针角度逐渐增大，危险性也递增，刺向鼻尖方向和对侧内眦方向都容易损伤椎动脉，刺向鼻尖方向不伤及延髓，刺向眼球方向危险性最大，刺向对侧内眦方向极少数可伤及延髓。根据我们的观察，一般正常成人风池穴不论针尖向哪个方向进针 1.5 寸都在安全范围之内。再如诸多针灸书籍提及肩井穴的操作时，皆认为可直刺，但不宜深刺，我们认为此操作很难把握，针刺进针的角度与深度之间存在着一定的关系，进针角度小则深度相对浅些，进针角度大则深度相对深些，因此针刺肩井穴时主张多采用平刺，不论是针尖向前治疗乳房疾病，或针尖向后治疗癔症性瘫痪，还是针尖向外治疗肩周炎，平刺能大大降低刺到肺尖的可能性，进而提高临床安全性。

针刺的方向、角度和深度适宜是疗效的保障，疗效是针刺进针方向、角度和深度选择的依据。得气是针刺产生疗效的重要条件，正确掌握针刺的方向、角度和深浅，是针刺得气的基本环节，继而是保证疗效的关键因素。如风池穴治疗眼、鼻、咽喉疾病，只有选择不同的进针方向才能达到治疗效果，治疗目疾针尖应向眼球方向，治疗鼻病针尖宜向鼻尖方向，治疗咽喉病症针尖宜向喉结方向。再如环跳穴治疗不同类型的坐骨神经痛，也只有选择不同的针刺方向才能做到有的放矢。若属少阳阳明型，针尖微微向外以刺中腓总神经，这样便可使针感沿下肢前外侧传导；若属太阳少阴型，针尖微微向内以刺中胫神经，使针感沿下肢后侧往下传导；若属混合型者，针尖应微向外刺后再微向内刺，做到下肢的外侧、前侧、后侧均有针感。

针尖角度的微调是建立在腧穴准确定位基础上的，如此才能做到"气至而有效"。如针刺内关穴治疗手指麻木，针尖应稍偏向桡侧腕屈肌肌腱，且不宜针刺过深，一般在0.2~0.3寸即可，使针感传导至指尖。再如针刺委中穴治疗小腿和足部麻木时须浅刺使针感向小腿后面扩散至足底，因为胫神经在腘窝走行部位表浅，若针刺过深反而不易出现循经感传。可见针刺的深度与经气传导存在着一定的联系，进而与疗效存在密切联系。《灵枢·终始》曰："在骨守骨，在筋守筋"，针刺时应该治于病变所在部位，病位浅者宜刺浅，病位深者宜刺深。如治疗臀上皮神经炎时针刺深度宜浅，因目的在于刺激皮神经，而治疗梨状肌疼痛时针刺宜深，因臀大肌丰满，梨状肌位于臀大肌的深面。治疗时一般选用75mm长的毫针，前者采用斜刺，扩大治疗范围，后者采用直刺，到达病变部位。

四、重视针感强弱与传导的控制

针感的强弱与疗效之间存在密切的联系，针刺得气是针感强弱与传导的前提，直接影响治疗效果。然而得气有显性得气和隐性得气之分，显性得气者为受试者局部有明显的酸、麻、重、胀的感觉，有时或有某种感觉沿着一定的部位扩散或传导；隐性得气是受试者局部上述感觉不甚明显。要使针刺取效并非每针每穴都必须有酸麻重胀的显性感受，隐性得气亦可取效，现代微针疗法中的腕踝针、浮针、腹针疗法就是一个佐证。针刺取效首先要得气，但针感并非越强越有效。针感的强弱与所治疾病的疗效并不都呈正相关，应充分注意患者的耐受性和病情需要。为提高临床疗效，临证时多根据不同病症选择阳性进针法和阴性进针法。阳性进针法施针时手法重，刺激量大，针感强，留针期间不间断地行针以延长针感的保持时间，出针时仍施行捻转提插等手法，使出针后仍遗留针感；阴性进针法施针时手法轻，刺激量小，针感弱，留针期间不行针，出针时手法亦轻，出针后无针感遗留。如治疗神经衰弱所致的失眠，取足三里、三阴交、神门、百会等穴宜运用阴性进针法，弱刺激，不行针，出针后不遗留针感。失眠乃"阳不入阴，阴虚阳亢"所致，若运用阳性进针法则能使阳气更加亢奋，不利于改善症状。

针感的传导与疗效之间也存在紧密联系，《灵枢·九针十二原》强调："刺之要，气至而有效"，《标幽赋》进一步解释为："气速至而速效，气迟至而不治"，《针灸大成》亦说："针若得气速，则病易愈而效亦速也。若气来迟，则病难愈而有不治之忧"，说明针感的传导是针刺产生疗效的关键。如针刺风池穴治疗眼睑下垂或偏头痛，必须使针感沿胆经向前传导至眼部。再如针刺颈臂穴治疗由颈椎病引起的手指麻木，应使针感放射至麻木的指尖。

第二节　李志道组穴的组成规律

"分部依线"是《针灸甲乙经》对腧穴的排列方法，《针灸甲乙经》中将头、面、项、肩、胸、背、腹、四肢等体表部位划分为 35 条线路，人体腧穴排列其上。在叙述腧穴的位置时，将每一条经的腧穴分成两种情况：四肢部的腧穴按经叙述，头面、躯干部的腧穴按部叙述，即"头身分部，四肢分经"的铺陈顺序。李志道组穴的组成规律也恰合这种体例。

一、头身分部，重视腧穴与脏腑关系

《灵枢·海论》说："脑为髓之海，其输上在于其盖，下在风府。"脑居颅内，由髓汇聚而成，故亦称为"脑髓"。又"两耳通脑，所听之声归脑；两目系如线长于脑，所见之物归脑；鼻通于脑，所闻香臭归于脑；小儿周岁脑渐生，舌能言一二字"（《医林改错》），是故脑的功能协调，则人的精神活动和感觉运动正常，反之则见耳、目、口、鼻等官窍不利之症，正如《灵枢·大惑论》中说："五脏六腑之精气皆上注于目而为之精……裹撷筋、骨、血、气之精而与目并为系，上属于脑，后出于项中。故邪中于项，因逢其身之虚，其入深，则随眼系以入于脑，入于脑则脑转，脑转则引目系急，目系急则目眩以转矣"。又如《灵枢·海论》说："髓海不足，则脑转耳鸣。"《灵枢·口问》说："上气不足，脑为之不满，耳为之苦鸣，头为之苦倾，目为之眩。"头面部腧穴内应脑髓，外邻官窍，因此具有治疗头面、神志、五官疾病的作用。

头面部腧穴的这种治疗病症规律都是头部腧穴主治病症的具体体现，如治疗目疾的脑户、后顶、神庭、额厌、眉冲、百会、前顶、目窗、天牖、承光、天柱、头临泣等穴，治疗癫狂的哑门、风府、脑户、强间、后顶、囟会、上星、天冲、神庭、本神、脑空等穴。鉴于此，李志道组穴取头部腧穴进行组合应用以治疗头面神志病症，如外四神聪透百会功专清利头目、止痛止晕、健脑宁神，取五官部腧穴治疗官窍病症，如耳屏前三穴治疗耳鸣耳聋、下颌关节紊乱等。

除手少阴心经外，其余十三条经脉的 121 个腧穴位于躯干部。"腧穴所在，主

治所在"，就是说躯干部的腧穴以治疗该穴投影区内部的脏腑病为主。躯干部腧穴治疗脏腑投影部位病症的特殊应用当属俞募穴。各俞穴、募穴的位置基本上与相关脏腑的位置相一致。募穴位于胸腹部，是脏腑之气募集之处，如胃募中脘与胃的位置相一致，"乃胃气所结之地"。从西医解剖学的角度看，胃的体表投影贲门位于第 11 胸椎左侧，而幽门约在第 1 腰椎体的右侧，胃大弯的最低点可在肚脐平面上，而胃体则主要分布在左季胁区。中脘所在位置恰巧分布在胃的体表投影处，因此取中脘等组成运中气穴，用以治疗脾胃病症。

背俞穴为脏腑之气输注之处，通过气街和督脉来实现对脏腑的调节和治疗作用，《灵枢·卫气》曰："气在胸者，止之膺与背俞。气在腹者，止之背俞"。十二经脉气到达胸腹头面后，均通过气街而向前后扩布，说明背部腧穴与脏腑之间的这种横向联系，实际上是通过气街实现的。同时，足太阳膀胱经为"诸阳之属"，督脉为"阳脉之海"，背俞穴居于督脉两旁，两者经气相互交会。"十二俞，皆通于脏气"，各脏腑的背俞穴与相应的脏腑位置基本对应，如肺俞、心俞、肝俞、脾俞、肾俞等背俞穴的位置或上或下与相关内脏的所在部位相对应。凡是在某一脏腑投影区的腧穴，都可以根据脏腑体表投影治疗相关的脏腑。临床上根据腧穴体表投影的特点将背部腧穴划分为四个区域：心肺区、肝胆区、脾胃区、肾区。

从现有文献看，背俞穴多在治疗虚证中施用。事实上，背部腧穴包括背俞穴，是治疗相关脏腑疾病的常用局部选穴，在与刺灸法配合的前提下，虚可补、实可泻。现代研究认为背俞穴十分邻近脊神经后根，分布规律与脊神经节段性分布特点大致吻合，内脏疾病的体表反应区常是相应穴位所在。针灸通过对背俞穴的良性刺激，能改善局部组织代谢，同时作用于躯体感觉神经末梢、交感神经末梢及伴行的血管，通过神经的轴突反射、节段反射途径，作用于脊髓相应节段的自主神经中枢，调整内脏功能，并经躯体感觉纤维和内脏感觉纤维进入脊髓后传至脑，借助与脑的相关下行传导纤维联系，实现背俞穴对内脏和全身的良性调节作用。因此从俞募穴的位置与作用来看，躯干部腧穴的作用虽然是"腧穴所在，主治所在"，但是其治疗范围也不仅局限于局部的脏腑，还对全身都有着重要作用。

虽然"头身分部"是头面、躯干部组穴的主要组成规律，但也存在例外。"经络所过，主治所及"是腧穴远治作用的体现，经络系统的广泛分布也为扩大头身部组穴的主治病症提供了理论基础，经适当配伍后即可用于治疗躯体远端病症，实现"以部统证"的目的。

二、四肢分经，强调神经肌肉的分布

人体任何脏腑、器官、部位都有一条或多条经络分布所过，当这一部位发生病变时，凡是与这一部位有联系的经脉上的腧穴，基本上都有治疗这一病变部位的作用，这个规律即"经络所过，主治所及"。如咽喉部有任脉、冲脉、手太阳经脉、手阳明经别、手少阴经别、手厥阴经脉、手太阴经脉、足太阴经脉、足阳明经脉、足少阴经脉、足厥阴经脉等分布，常用腧穴有少商、鱼际、商阳、合谷、列缺、照海、三阴交、商丘、中封、天突，而手阳明经脉虽不与咽喉发生直接联系，但因其经别与咽喉发生联系，因此商阳、合谷亦为治疗急性咽喉肿痛的常用穴，而三阴交为治疗慢性咽喉肿痛的常用穴。李志道组穴在四肢部的应用尤其强调经络分经的治疗作用，同时认为此"经络"指的是整个经络系统，包括十二经脉、奇经八脉、十二经别、十二经筋、十二皮部、十五络脉、浮络、孙络等。同时李志道组穴重视神经、肌肉等解剖组织结构在四肢部取穴中的应用，并提出"肌腹刺法"的理论。

神经干有固定的分布，受到这种启发并通过临床实践反复验证，李志道组穴在四肢部以达针刺神经传导为目的时，取穴多沿神经走行而定。如调心神三穴位于正中神经所在之处，当治疗肘臂腕挛痛、腋肿掌热、半身不遂之上肢不遂以及颈椎病导致的正中神经痛等本经所过肢体病症时，要求有电击或麻胀感向指端放射，针刺内关时可当掌长肌肌腱与桡侧腕屈肌肌腱之间进针，沿桡侧腕屈肌肌腱尺侧缘刺入 0.2~0.3 寸。

"肌腹刺法"既有经络理论的基础，也有解剖生理学与运动生物力学的支持。经筋理论是这种刺法的部分理论来源，经筋之用"主束骨而利机关也"，即约束骨骼，活动关节，维持人体的运动及姿势。其失和，则"经筋之病，寒则反折筋急，热则弛纵不收，阴痿不用，阳急则反折，阴急则俯不伸"。《素问·生气通天论篇》也记载："湿热不攘，大筋软短，小筋弛长，软短为拘，弛长为痿。"现代医家对经筋损伤的认识主要以肌肉等软组织损伤为切入点，长期运动的不协调与关节活动障碍会改变主动肌与拮抗肌之间原有的运动生物力学的平衡，从而造成一系列病理变化，如肱骨外上髁炎可由反复的屈肘动作引起。肌肉组织间病理性的"协同"关系是关节疼痛性病症缠绵难愈的关键因素。"肌腹刺法"根据疼痛所在的具体部位，并结合患者运动姿势的改变，分析受累关节及相关肌肉组织发生的病理性力学变化，进而在这些肌肉的肌腹上进行取穴针刺。因为关节的运动功能主要是通过肌腹的收缩来完成的，肌腱只是起着连接骨与肌腹的作用。选穴命名时常根据肌肉的长度进行不同等分，并给予一定的组穴名称。相对较长的肌肉可作四等分，如股四头肌（股前九穴）、腓骨长肌（小腿前外侧六穴）等；相对较短的肌肉可以作二等分或三等分，如肱三头肌（肱三头肌三穴）等。在每个等分线上选择等分点进行针刺，并根据不同的病情施以不同的行针手法：若病变相关的肌肉松弛，则予捻转手法以促进肌肉收缩，使其紧致；若肌肉拘急则主要予轻度提插手法，不能强施捻转手法。"肌腹刺法"有别于治疗痛证"以痛为输"的传统取穴法，它通过作用于发生病理性变化的肌肉，避免了对疼痛局部的再次刺激，通过刺激亢进或松弛的肌肉恢复关节的功能活动，并调节肌群与骨骼之间、肌群与肌群之间的运动生物力学平衡，从根本上缓解关节疼痛，是针灸治疗关节疼痛等相关病症的一种新的思路与方法。

虽然"头身分部，四肢分经"是李志道组穴的主要组成规律，但李志道组穴不仅仅局限于此，还结合了神经、肌肉等解剖组织结构进行选穴。如颅周肌肉压迫所造成的紧张性头痛，可在后发际沿线上肌肉附着点行排刺以解其病源，即是头身部按局部解剖和神经节段选穴的应用。

第三节　李志道组穴的针刺特色

取穴精当是李志道组穴针刺有效的前提，而疗效的发挥还需要配合特定针刺方法。同样一组穴不同的刺法可以治疗不同的病症，同一种病症有时却需要多种刺法的配合应用，正所谓"间者并行，甚者独行"，进而达到"杂合以治，各得其所宜"的目的。

一、驾驭针感是李志道组穴的针刺精髓

针感亦称得气、气至，由施术者和患者的感觉构成。对于患者来说，没有针感就没有疗效，即"刺之要，气至而有效"。对于施术者来说，用什么样的术式（手法），让患者产生什么样的针感，是决定疗效的关键。针感的性质主要有如下3种：疼痛、局部酸胀和以麻木为主的复合针感。一部分腧穴在针刺时，患者只有疼痛的感觉，如十宣、十二井之类，常用的针刺手法是点刺、捻转。现在许多研究都证明，疼痛针感也可出现明显的循经感传。临床实践更证明，针刺时只有疼痛感觉的穴位确有明显的临床疗效。局部酸胀是最易产生的针感，常用的手法是捻转，主要用于治疗内脏病、肌肉病、筋膜炎等。不少腧穴在针刺时，会出现麻、胀、痛等复合针感，这种感觉沿经络或神经方向传导称之为分经得气，表现主要以电击样的"麻"为主。同时我们也发现不同的针感与病症的轻重程度有着一定的关系。

驾驭针感除需认识不同的针感性质外，还需掌握针感的强弱。这里的强弱是指患者的自身感觉。强针感是患者酸麻重胀的感觉强烈，一般通过大幅度、高频率、长时间的捻转或提插手法，可使患者的相应部位产生强烈的针感，适用于体壮、剧痛、久病、耐受力强的患者，如剧烈的头痛、三叉神经痛、坐骨神经痛、急性胃炎、肩周炎、腰背筋膜炎、落枕、急性腰扭伤等。弱针感是患者酸麻重胀

的感觉很轻，一般通过小幅度、低频率、短时间的捻转或提插手法，患者的相应部位可产生很弱的针感，适用于体弱、耐受力差以及某些不宜产生过强针感的疾病，如抑郁症、失眠、更年期综合征等精神情志类病症，否则易导致患者不适。针感既可发生在针刺局部，又能循经出现。如针刺环跳穴，其出现局部酸胀以施捻转手法为主；如需分经得气则以行提插手法为主。

二、穴刺结合是李志道组穴的基本要求

组穴与特定刺法结合应用是针刺取效的关键，也是李志道组穴不同于其他腧穴应用的基本要求。同样的组穴，病症有别则操作方法各异。坐骨神经四穴中的环跳，可针对不同类型的坐骨神经痛施以分经得气法，以达到"气至而有效"。若属少阳阳明型，针尖微微向外以刺中腓总神经，使针感沿下肢外侧和前侧传导至足背；若属太阳少阴型，针尖微微向内以刺中胫神经，使针感沿下肢后侧向下传导至足心；若属混合型，针尖应微向外刺后再微向内刺，使得下肢外侧、前侧、后侧均有针感。再如调心神三穴治疗心悸、心烦、失眠、焦虑不安等病症时，当施以互动式针刺法，一者利于术者催气，使气至病所，二者患者配合活动，实际上是患者"守神"以调动机体的自我调节能力，加速气至病所，从而提高疗效。另外，患者活动患处还有助于经络气血的通畅，正如《后汉书·华佗传》中所说："动摇则谷气得消，血脉流通，病不得生"。

除此之外，李志道组穴常用的刺法还有局部酸胀法、阻力针法、透刺法、斜刺法、按压行气法（又称弩法）、遗留针感法等。这些不同刺法将在具体组穴内容中进一步阐明。

三、分步针刺是病症治疗的特殊需要

《杂病穴法歌》说："两足难移先悬钟，条口后针能步履。"《针灸聚英·杂病歌·汗》也说："多汗合谷补之先，次泻复溜汗即干，少汗先泻合谷穴，次补复溜病即痊。"可以看出，按一定的先后次序针刺腧穴与治疗效果有着密切的关系。针刺先后顺序又可称为针序，犹如中药有先煎、后下之分，针灸亦有先刺、后刺之别，凡选用两穴以上，就有一个先针后针的先后次序问题。

根据患者的具体情况，将每一组穴分步操作，即为分步针刺法。此法多与互动式针法、阻力针法、间歇行针法、留针法、阳（阴）性出针法等结合应用。组穴应用中尤其需要注意这点。如治疗落枕或颈型颈椎病时，落枕四穴中的落枕、中渚两穴合用治疗患者颈项部的旋转功能受限或疼痛，外关治疗颈项部后伸前屈活动功能受限或疼痛，手三里治疗项部牵掣肩胛骨疼痛。用这4个穴做互动式针法，大多患者能疼痛缓解或使疼痛范围缩小。然后选取阿是穴及阿是穴上下1寸

处进行阻力针法操作，最后再针刺颈夹脊、风池、天髎、悬钟等穴以留针法"候气"，如果需要再在出针时配合一定的针刺法。再如条口透承山治疗肩周炎，合谷透后溪或腰痛点治疗腰痛，也可采用同样的分步治疗方法。有一些内脏病也可用此法，如调心神三穴治疗气短、胸闷、胸痛，针刺后边捻转边嘱患者深呼吸，然后再针刺其他腧穴。

长期临床实践中发现，分步针刺法中第一针的功效常有影响全局的作用，先针的穴位常可影响后针的效果，而选穴的精简熟练亦是通过对针序的了解而渐次深入的，熟练掌握分步针刺法的精髓可大大提高针刺的临床疗效。

第三章
临床常用李志道组穴

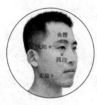
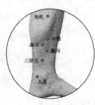
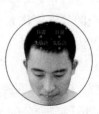

第一节 头面部组穴

外四神聪透百会

【**穴位组成**】外四神聪 百会

【**腧穴定位**】

外四神聪 经外奇穴，在头部，百会前后左右各旁开1.5寸，共4穴。

百会 督脉穴，在头部，前发际正中直上5寸。足太阳、手足少阳、足厥阴与督脉交会穴。

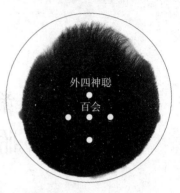

【**解剖位置**】外四神聪、百会局部有滑车上神经、枕大神经、耳颞神经、颞浅动静脉及枕动静脉吻合网分布。滑车上神经为三叉神经第1支眼神经的额神经的分支，枕大神经为第2颈神经的后支，耳颞神经为三叉神经第3支下颌神经的分支，颞浅动脉为颈外动脉的终支之一，枕动脉为颈外动脉的分支，颞浅静脉和枕静脉均为颈外静脉的属支。

【**取穴方法**】外四神聪在督脉上的前后两点实际是前顶和后顶，然后在两耳尖连线上按前顶与百会的距离定左右两点。穴位在头顶部呈正方形。

【**主治病证**】

（1）部位主治：头痛、眩晕等头部病症。

（2）经络主治：耳鸣、耳聋、鼻塞、鼻衄等五官科病症。

（3）功效主治：失眠、记忆力减退、痴呆等神志病症。

（4）其他主治：中气下陷所致内脏下垂、久泻久痢、重症肌无力等诸疾。

【**随症配穴**】

（1）部位主治：头部病症：配脑空透风池、透四关、列缺、太阳。①前头痛：加上星、解溪、头维、神庭、内庭；②偏头痛：加胆经四透、瞳子髎透丝竹空、外关、中渚、足三里、侠溪、足背胆经三穴、踝上三寸二穴；③后头痛：加天柱、后溪、申脉、昆仑；④高血压所致眩晕：加人迎、曲池、三阴交、足三里、风池。

（2）功效主治：神志病症：配神庭、承灵、水沟、神门、手三里、足三里、太溪。①失眠：加心俞、三阴交、印堂；②记忆力减退、痴呆：加肾俞、关元、风府。

（3）其他主治：中气下陷所致诸疾：配运中气穴、补三气穴、脾俞。①胃下垂：加上脘、胃俞；②肾下垂：加肾俞、京门；③子宫下垂：加倒三角、次髎；④脱肛：加长强、天枢、大肠俞；⑤久泻久痢：加天枢、命门、大肠俞、足阳明四穴；⑥重症肌无力：加相关经筋处的阿是穴、肌腹组穴（即针刺穴位主要位于肌腹，用于调节肌肉状态的组穴，如肱二头肌三穴、肱三头肌三穴、股前九穴、股后五穴）。

【刺灸方法】针对不同的病症选取不同的针尖方向，平刺0.8~1.2寸。①治疗头面病症，百会、外四神聪向前平刺；②治疗神志病症，外四神聪平刺向百会；③治疗中气下陷病症，先针百会，针尖向前，勿偏左右，捻转提插，使针感向前额方向窜行，外四神聪向百会透刺。

【组穴方解】四神聪由前、后、左、右四个腧穴组成，在前者又称为前神聪，在后者称为后神聪，左右者称为神聪，四穴一名，"前神聪去前顶五分，自神庭至此穴共四寸。主治中风风痫，灸三壮。后神聪去百会一寸。主治中风风痫，灸三壮"（《类经图翼》）。四神聪原名"神聪"，穴名最早见于《银海精微·卷下·患眼头痛》："又以百会穴为中，四边各开二寸半，乃神聪穴也"，原载穴在百会四边各开2.5寸。现在的定位源自《太平圣惠方》："神聪四穴，在百会四面，各相去同身寸一寸。""外神聪"名最早见于《普济方·针灸门·卷四百十四》："头部中行十穴，外神聪四穴，明堂一穴"，但没有明确定位与主治。临床中我们将四神聪穴取在百会四边各旁开1.5寸，称为"外四神聪"，不仅能扩大针刺范围，而且配合透刺百会使用可起到协同作用。

《银海精微·卷下·患眼头痛》载"人之患眼，偏正头痛者何也……灸穴：百会一穴、神聪四穴……"，首次记载灸治四神聪、百会等腧穴可治疗眼疾所致的偏正头痛。头居人身之高巅，人神之所居，十二经脉三百六十五络之气血皆汇集于头。外四神聪位于人体至高正中处，百会"犹天之极星居北"，督脉、手足三阳、足厥阴汇聚于此清窍所在之处，故外四神聪、百会具清利头目、止痛止晕之功，常用于治疗各种头痛特别是巅顶痛、眩晕等病症。

前后外神聪即前顶、后顶所在位置，与百会穴同处督脉上，督脉"上额交巅，上入络脑"；左右外神聪在膀胱经循行所过处，膀胱经"起于目内眦，上额，交巅。其支者，从巅至耳上角"。《医学原始》中说："五官居于身上，为知觉之具，耳目口鼻聚于首，最显最高，便于接物。耳目口鼻之所导入，最近于脑，必以脑先受其象而觉之，而寄之，而存之也。"《医林改错》指出："两耳通脑，所听之声归脑……两目系如线，长于脑，所见之物归脑……鼻通于脑，所闻香臭归脑……至周岁，脑渐生，囟门渐长，耳稍知听，目稍有灵动，鼻微知香臭。"《灵枢·海论》认为："脑为髓海，髓海不足则脑转耳鸣。"因此外四神聪、百会又可作为治疗耳鸣的常用配穴、鼻病的辅穴。

"脑者髓之海，诸髓皆属于脑，故上至脑，下至尾骶，髓则肾主之"（《医学入门·天地人物气候相应图》），脑和全身的精微有关，故曰："诸髓者，皆属于脑"（《素问·五脏生成篇》）。"脑为元神府，精髓之海，实记忆所凭也"（《类证治裁·卷之三》），百会为治疗神志病症的主穴之一，且外四神聪具良好的健脑益智、宁神之功，故外四神聪、百会可作为治疗记忆力减退、痴呆等神志病症的常用组穴。

脾主升清，为后天之本，气血生化之源。脾胃健旺，则能熏蒸腐熟五谷，化源充足则五脏安和、九窍通利，清阳出上窍而上达于脑。脑为髓海，肾藏精，精生髓，"在下为肾，在上为脑，虚则皆虚"（《医碥·卷四》），故肾精充盛则脑髓充盈，脾肾亏虚则不能化谷充髓，日久则清阳之气不能上行达脑而致中气下陷。"督脉，起于少腹以下骨中央（胞中），下出会阴"，"精不足者，补之以味，皆上行至脑，以为生化之源"（《医述》引《医参》），故可取外四神聪、百会作为治疗中气下陷病症的主穴。

顶灵三穴

【穴位组成】前顶　后顶　承灵

【腧穴定位】

前顶　督脉腧穴，在头部，前发际正中直上3.5寸。（注：百会与囟会连线的中点。）

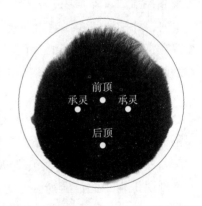

后顶　督脉腧穴，在头部，后发际正中直上5.5寸。（注：百会向后1.5寸处。）

承灵　胆经腧穴，在头部，前发际上4寸，瞳孔直上。（注：正营后1.5寸，横平通天。）足少阳、阳维脉交会穴。

【解剖位置】前顶穴有滑车上神经和动静脉、左右颞浅动静脉吻合网分布。后顶穴、承灵穴有枕大神经及枕动静脉分布。滑车上神经为三叉神经第1支眼神经的额神经的分支，枕大神经为第2颈神经的后支。

【取穴方法】后顶穴取在顶枕缝中央，即人字缝的顶点。先寻找枕骨粗隆，向上直行推按至枕骨上端（与左右两顶骨的相接处）凹陷处。前顶、承灵参照定位取穴。

【主治病证】

（1）部位主治：头痛、眩晕等头部病症。

（2）经络主治：面肿、目痛；鼻渊、鼻衄；腰骶部病症：腰脊痛、尾骨痛。

（3）功效主治：癫狂、郁证、失眠等神志病症。

【随症配穴】

（1）部位主治：头部病症：配脑空透风池、透四关、列缺、太阳。①前头痛：加上星、解溪、头维、神庭、内庭；②偏头痛：加胆经四透、瞳子髎透丝竹空、外关、中渚、足三里、侠溪、足背胆经三穴、踝上三寸二穴；③后头痛：加天柱、后溪、申脉、昆仑；④高血压所致眩晕：加人迎、曲池、三阴交、足三里、风池。

（2）经络主治：①面肿：配太阳、印堂、下关、颊车、水沟、承浆、合谷、内庭；②目痛：配目窗透头临泣、眼病六穴、睛明、三间、行间；③鼻渊、鼻衄：配鼻病六穴、囟会；④腰脊痛、尾骨痛：配腰部夹脊穴、兑端、水沟、风市、承山、次髎、长强。

（3）功效主治：①癫狂、失眠：配神庭、水沟、手三里、神门、足三里、太溪；癫狂加十三鬼穴、丰隆；失眠加心俞、三阴交、印堂。②郁证：配逍遥五穴、期门、阳陵泉；胸胁胀满加支沟；食欲不振加公孙。

【刺灸方法】 平刺 0.8~1.2 寸。①治疗头面五官病症，针尖向前，高频率低幅度捻转，使针感向眼鼻方向窜行；②治疗神志病症，针尖刺向百会；③治疗腰痛，针尖向后，高频率低幅度捻转，使针感向后窜行。

【组穴方解】 百会为顶，"穴在百会之前，故曰前顶""穴在百会之后……故曰后顶""与足太阳络却、督经百会穴横直，灵指百会而言，有君象焉，此穴与之横直，有承君之象，故曰承灵"。三穴位居百会附近，承君天之象，具拱护君天之功。《备急千金要方》言"前顶、后顶、颌厌，主风眩偏头痛"，而承灵"与阳维会也，乃阳维自风池而上，至于此穴而会之也"（《经穴解》），本经伤于风寒则"脑风头痛，恶风寒""鼽衄鼻窒，喘息不利"，故临床常与外四神聪透百会交替使用，为治疗头痛、眩晕等头部病症的常用穴，三穴同用还可治疗鼻部病症。

足少阳之筋"其支者……前者结于伏兔之上，后者结于尻……直者，上出腋，贯缺盆，出太阳之前，循耳后，上额角，交巅上"，其病"腘筋急，前引髀，后引尻"，"督脉之别，名曰长强，挟膂上项，散头上，下当肩胛左右，别走太阳，入贯膂"。足少阳通过经筋与督脉之别相通。承灵为足少阳、阳维脉交会穴，后顶又名"交冲"，为督脉"脉气所发"，督脉气血在此交会并相互冲撞，"交冲者，足太阳两脉，既左右交于顶之百会而下，此穴正当左右交冲之中"。因此，顶灵三穴可作为腰痛的常用配穴，治疗尾骨痛效果显著。

《素问·至真要大论篇》说："诸躁狂越，皆属于火"，《素问·阳明脉解篇》又说："阳尽在上，而阴气从下，下虚上实，故狂癫疾也"，认为火邪扰心和阴阳失调可致癫狂等神志病症的发生。《普济方·针灸门·卷四百十》在《热病灸刺论》

中说："黄帝治热之穴，五十九腧。头上五行，行五，谓督脉所过者，上星、囟会、前顶、百会、后顶共五穴，为一行……又次两傍各一行，谓临泣、目窗、正营、承灵、脑空等各二，共十穴。凡二十五穴，以越诸阳之热逆也。"可见，前顶、后顶、承灵可用作因热邪所致神志病症的配穴。

脑空透风池

【穴位组成】脑空　风池

【腧穴定位】

脑空　胆经腧穴，在头部，横平枕外隆凸的上缘，风池直上。（注：横平脑户、玉枕。）足少阳、阳维脉交会穴。

风池　胆经腧穴，在颈后区，枕骨之下，胸锁乳突肌上端与斜方肌上端之间的凹陷中。（注：项部枕骨下两侧，横平风府，胸锁乳突肌与斜方肌两肌之间凹陷中。）足少阳、阳维脉交会穴。

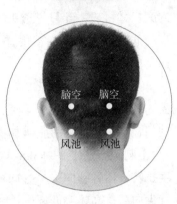

【解剖位置】脑空在枕肌中，风池在斜方肌和胸锁乳突肌之间。脑空穴分布有枕小神经、枕动静脉及面神经耳后支，风池穴的神经径路与颈3神经后支、枕小神经干或枕大神经分支的外侧支、枕下三角外侧、颈后神经丛、椎动脉及椎静脉丛等关系密切。穴区对应大脑皮层的枕叶区域。

【取穴方法】从头正中线沿枕外隆凸（枕后最高骨）上缘向外3横指，稍外方可触及一凹陷处即为脑空穴。沿胸锁乳突肌隆起与斜方肌隆起形成的纵沟处向上推，当颅骨下缘即为风池穴。

【主治病证】

部位主治：枕神经痛、眩晕、颈椎病。

【随症配穴】

部位主治：①枕神经痛、眩晕：配外四神聪透百会；②颈椎病：配颈夹脊、金门、后溪。

【刺灸方法】在脑空穴处轻触可感知枕动脉的搏动，其形似中医之"濡脉"般细微，紧贴枕动脉的内侧为枕大神经所过，此处即为针刺脑空穴的进针点，斜刺透向风池。针感以刺中枕大神经为佳。

【组穴方解】枕大神经是第2颈神经后支的分支，在斜方肌的起点上项线下方浅出，伴枕动脉的分支上行，分布至枕部皮肤，脑空、风池正当其所分布之处。枕大神经受压则主要表现为位于一侧颈上部及枕后的枕大神经分布区疼痛，并可向头顶部放射，疼痛常呈持续性，可因转动头部、咳嗽、喷嚏等而加重，其症状与古籍描述的脑空主治相似。《针灸甲乙经》记载脑空主"头痛身热，引两颔急……脑风目瞑，头痛，风眩目痛"，《铜人腧穴针灸图经》认为脑空"治脑风头痛不可忍，目瞑心悸，发即为癫，风引目眇，劳疾羸瘦，体热，颈项强，不得回顾"。

脑空穴虽与膀胱经玉枕穴、督脉后顶穴横直，然穴所在部位头形削而下，因此穴当在枕骨下陷中，可扪及枕动脉搏动，且有枕大神经伴行。因此，脑空穴斜刺透风池，当以刺激枕大神经为度，可缓解枕神经痛，同时还常用于治疗眩晕、颈椎病。

头目双透

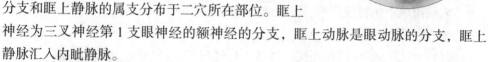

【穴位组成】头临泣　目窗

【腧穴定位】

头临泣　胆经腧穴，在头部，前发际上 0.5 寸，瞳孔直上。足少阳、太阳与阳维脉交会穴。

目窗　胆经腧穴，在头部，前发际上 1.5 寸，瞳孔直上。足少阳、阳维脉之会。

【解剖位置】眶上神经的外侧支、眶上动脉的分支和眶上静脉的属支分布于二穴所在部位。眶上神经为三叉神经第 1 支眼神经的额神经的分支，眶上动脉是眼动脉的分支，眶上静脉汇入内眦静脉。

【取穴方法】参照定位取穴。

【主治病证】

（1）部位主治：头痛、眩晕等头部病症。

（2）经络主治：流泪、目赤肿痛、视物模糊、眼睑下垂、眼睑痉挛等眼部病症。

【随症配穴】

（1）部位主治：头部病症：配脑空透风池、太阳、合谷、太冲。①前头痛：加解溪、头维、神庭、内庭；②偏头痛：加胆经四透、外关、中渚、侠溪、足临泣。

（2）经络主治：眼部病症：配眼病六穴、睛明；目赤肿痛去睛明，加耳尖或太阳穴点刺放血。

【刺灸方法】平刺 0.8~1.2 寸。①治疗眼病，针尖向前平刺，即目窗透头临泣；②治疗头部病症，针尖向后平刺，即头临泣透目窗。进针后用捻转手法，使局部产生酸胀疼感。

【组穴方解】头临泣、目窗二穴为胆经腧穴，胆经"上抵头角……是主骨所生病者，头痛颔痛"。眶上神经由眶上切迹或孔穿出至皮下，分布于额部皮肤，其病变可表现为一侧或两侧前额部阵发性或持续性针刺样疼痛或烧灼感。头临泣、目窗有眶上神经的外侧支、眶上动脉的分支和眶上静脉的属支分布，眶上神经为三叉神经第1支眼神经的额神经的分支，且《铜人腧穴针灸图经》载头临泣主"目眩"，《针灸大成》言目窗主"忽头旋"，因此该组穴可作为治疗眶上神经痛引起的头痛与眩晕的主穴，临证发现亦可疗惊风、癫痫。

足少阳胆经"起于目锐眦，上抵头角"，经别"系目系，合少阳于外眦"，经筋"支者，结于目外眦，为外维"。头临泣、目窗二穴正直睛上胆经循行所过之处，头临泣又为三经之会，阳维从枕后风池穴上行，会本经于此，太阳自睛明上行过此，《针灸甲乙经》载临泣主"不得视，口沫泣出，两目眉头痛"，目窗主"青盲无所见，远视䀮䀮，目中淫肤，白膜覆瞳子"，《针灸大成》言目窗"主目赤痛，忽头旋，目眅眅远视不明"，《经穴解》称头临泣主"目眩，目生白翳，目泪，大风自目外眦痛"，故二穴合用能治目痛、视物模糊、面瘫所致眼睑下垂等诸目疾。

耳周六穴

【穴位组成】曲鬓透角孙　率谷透角孙　颅息　瘈脉　耳门

【腧穴定位】

耳门　三焦经腧穴，在耳区，耳屏上切迹与下颌骨髁突之间的凹陷中。

率谷　胆经腧穴，在头部，耳尖直上，入发际1.5寸。足少阳、足太阳经交会穴。

曲鬓　胆经腧穴，在头部，耳前鬓角发际后缘与耳尖水平线的交点处。足少阳、足太阳经交会穴。

角孙　三焦经腧穴，在头部，耳尖正对发际处。

颅息　三焦经腧穴，在头部，角孙与翳风沿耳轮弧形连线的上 1/3 与下 2/3 的交点处。

瘈脉　三焦经腧穴，在头部，角孙与翳风沿耳轮弧形连线的上 2/3 与下 1/3 的交点处。

【解剖位置】颞浅动静脉、耳颞神经和面神经分支分布在耳前，耳后有耳后动静脉、耳后神经。颞浅动、静脉和耳颞神经三者伴行，出腮腺上缘，越颧弓到达

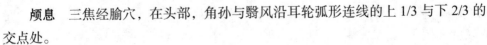

颞区。颞浅动脉为颈外动脉的两终支之一，其搏动可在耳屏前方触及，该动脉在颧弓上方约 2~3cm 处分为前、后两支。颞浅静脉汇入下颌后静脉。耳颞神经是三叉神经第 3 支下颌神经的分支。耳后动脉起自颈外动脉，耳后静脉汇入颈外静脉，枕小神经来自第 2、3 颈神经，属颈丛的分支。

【取穴方法】 率谷取在"耳尖与颞顶角连线的中点"，或"咀嚼时，以手按之有肌肉鼓动"处。角孙与翳风沿耳轮弧形连线三等分交点有肌肉凹陷处，自上而下分别取颅息、瘛脉。其余参照定位取穴。

【主治病证】

（1）部位主治：偏正头痛、头项僵强等头部病症。

（2）经络主治：耳鸣、耳聋，目赤肿痛等五官病症。

【随症配穴】

（1）部位主治：①偏头痛：配胆经四透、风池、透四关、足临泣、外关、中渚、侠溪；②头项僵强：配颈夹脊、后溪、风池、金门。

（2）经络主治：①耳鸣、耳聋：配耳屏前三穴、外四神聪透百会、中渚、后溪、风市、足临泣；②目赤肿痛：配眼病六穴、耳尖或太阳穴处点刺放血。

【刺灸方法】 平刺 0.8~1.2 寸。①从率谷、曲鬓分别向角孙透刺；②从颅息进针向瘛脉方向平刺，或从瘛脉进针向颅息方向平刺，此二穴针刺方向与胆经连线呈切线，进针后用捻转手法，使局部产生酸胀感；③耳门穴进针时针尖需紧贴下颌骨髁突，针尖 60° 向前下进针 1.2 寸经听宫刺至听会。

【组穴方解】《灵枢·邪气脏腑病形》说："十二经脉，三百六十五络，其血气皆上于面而走空窍……其别气上走于耳而为听"。耳为经络会聚之处，与手、足三阳经的循行关系较为密切，尤其是手、足少阳经。手少阳三焦经"循臑外上肩，而交出足少阳之后……上项，系耳后直上，出耳上角，以屈下颊至𩑵，其支者，从耳后入耳中，出走耳前，过客主人前，交颊，至目锐眦"，足少阳胆经"起于目锐眦，上抵头角，下耳后，循颈，行手少阳之前，至肩上……其支者，从耳后入耳中，出走耳前，至目锐眦后"。两经皆从耳后入耳中，出走耳前，环行耳之前后，故有"耳病实则少阳"一说。耳周六穴位于耳周，且为少阳经腧穴，既是"腧穴所在，主治所在"的体现，也是"经络所过，主治所及"的应用，故能治疗耳鸣耳聋、目赤肿痛等五官病症。

同时，穴区所在部位有颞浅动静脉和耳颞神经伴行经过，三者出腮腺上缘，越颧弓到达颞区。颞浅动脉在颧弓上方约 2~3cm 处分为前、后两支。耳颞神经是三叉神经第 3 支下颌神经的分支。耳后动脉起自颈外动脉，耳后静脉汇入颈外静脉，枕小神经来自第 2、3 颈神经，属颈丛的分支。上述神经、血管在穴区的分布为此组穴治疗头痛、项强提供了解剖生理学基础。

耳屏前三穴

【穴位组成】耳门　听宫　听会

【腧穴定位】

耳门　三焦经腧穴，在耳区，耳屏上切迹与下颌骨髁突之间的凹陷中。

听宫　小肠经腧穴，在面部，耳屏正中与下颌骨髁突之间的凹陷中。手足少阳、手太阳交会穴。

听会　胆经腧穴，在面部，耳屏间切迹与下颌骨髁突之间的凹陷中。手足少阳经之交会穴。

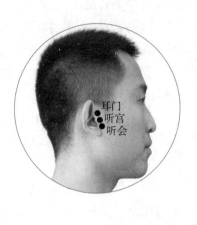

【解剖位置】三穴所在处有耳颞神经的分支、颞浅动脉的分支、颞浅静脉的属支分布。

【取穴方法】参照定位取穴。

【主治病证】

部位主治：耳鸣、耳聋等耳部病症；下颌关节紊乱。

【随症配穴】

部位主治：①耳鸣耳聋：配耳周六穴、外四神聪透百会、中渚、后溪、风市、足临泣；②下颌关节紊乱：配上关、下关、太阳。

【刺灸方法】耳门穴进针时针尖需紧贴下颌骨髁突，针尖60°向前下进针1.2寸经听宫刺至听会，以多穴有酸胀感为度。此处神经血管较敏感，进针速度要快且手法要轻盈，透真皮后采取微痛进针法，即缓缓将针由耳门穴努入推至听会穴所在部位。治疗下颌关节紊乱时，太阳穴深刺2.0~3.0寸过颧骨至下颌关节处。

【组穴方解】《灵枢·厥病》云："耳聋无闻，取耳中。耳鸣，取耳前动脉。"听宫"在耳中，珠子大，如赤豆……谓之宫者，盖言此穴深居于耳轮之内也"（《循经考穴编》），是手足少阳、手太阳交会穴，小肠经"入耳中"，其脉气厥逆，血气闭滞则"耳聋无闻"。耳门在"耳屏上切迹与下颌骨髁突之间的凹陷中"，"耳前动脉"处，所在三焦经"上项，系耳后直上，出耳上角……其支者，从耳后入耳中，出走耳前"，《素问》云其可"候耳目之气"，故治耳鸣。听会是手足少阳交会穴，"专主乎听事"，所在胆经"其支者，从耳后入耳中，出走耳前"。三穴俱在耳前，部位相近、脉气相通，与耳关系密切，因此共用可治耳鸣、耳聋等耳部病症。

下颌骨髁突参与构成颞下颌关节，是下颌骨结构薄弱部位之一，由于翼外肌（侧方）的上头将关节盘拉向前，则易形成下颌关节紊乱。从解剖位置看，三穴均位于耳屏与下颌骨髁突之间，下颌关节紊乱时取耳屏前三穴能有效改善症状。又因听会穴皮下有颞浅动静脉，在耳屏前方可触及颞浅动脉搏动，为了减少针刺疼痛及保证安全，故由耳门穴进针，采用一针三穴的微痛进针法。

眼病六穴

【穴位组成】风池　太阳　攒竹　四白　丝竹空　瞳子髎

【腧穴定位】

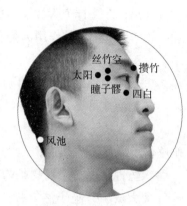

风池　胆经腧穴，在颈后区，枕骨之下，胸锁乳突肌上端与斜方肌上端之间的凹陷中。（注：项部枕骨下两侧，横平风府，胸锁乳突肌与斜方肌两肌之间凹陷中。）足少阳、阳维脉交会穴。

太阳　经外奇穴，在头部，眉梢与目外眦之间，向后约一横指的凹陷中。

攒竹　膀胱经腧穴，在面部，眉头凹陷中，眶上切迹处。

四白　胃经腧穴，在面部，眶下孔处。

丝竹空　三焦经腧穴，在面部，眉梢凹陷中。

瞳子髎　胆经腧穴，在面部，目外眦外侧约0.5寸眶骨外缘凹陷中。手太阳、手足少阳经交会穴。

【解剖位置】眼轮匝肌呈环形分布在眼眶周围，分为眶部轮匝肌和睑部轮匝肌。丝竹空、瞳子髎正当其处，丝竹空还布有颞浅动静脉的额支、眶上神经、颞面神经、面神经颞支和颧支。瞳子髎深层为颞肌，当颧眶动、静脉分布处，布有颧面神经与颧颞神经及面神经的颞额支。四白穴在眶下孔处，当眼轮匝肌和上唇方肌之间，有面动静脉分支，眶下动、静脉有面神经颧支，当眶下神经处。太阳穴浅层有上颌神经颧颞支和颞浅动脉分布，深层有下颌神经肌支和颞浅动脉肌支分布。攒竹有额肌及皱眉肌，当额动、静脉处，布有额神经内侧支。风池穴的神经径路与颈3神经后支、枕小神经干或枕大神经分支的外侧支、颈后神经丛、椎动脉及椎静脉丛等关系密切。

【取穴方法】用指甲垂直在眉毛内侧端附近推动，当摸到一凹陷（眶上切迹）处即是攒竹穴。向眉毛外侧端推摸，大约在眉梢外侧端可以摸到额骨颧突和颞线形成的交角，交角后的凹陷处即是丝竹空。从目外眦端向外推摸，摸到眼眶外缘即颧骨的额突，额突后的凹陷即是瞳子髎。其余参照定位取穴。

【主治病证】

部位主治：目赤肿痛、眼睑下垂、视物不清、迎风流泪等眼部病症。

【随症配穴】

部位主治：眼部病症：配目窗透头临泣、睛明、三间、行间。①目赤肿痛：加耳尖或太阳穴点刺放血；②眼睑下垂：加颧髎、巨髎、攒竹透睛明、阳白透鱼腰。

【刺灸方法】 瞳子髎向悬厘透刺 1.5 寸左右。

【组穴方解】 太阳又名前关、当阳，"前关二穴，在目后半寸，是穴亦名太阳之穴。头风、赤眼头痛、目眩目涩，可灸。针入三分"（《太平圣惠方》），为治疗眼病、头痛的首选穴，在其周围的阳络点刺放血效更佳，"治眼红肿及头痛，宜用三棱针出血"（《针灸大成》）。攒竹穴有面神经的颞支和颧支分布。颞支支配额肌和眼轮匝肌上部，其作用为扬眉皱额、闭合眼裂，《针灸大成》："主目眈眈，视物不明，泪出目眩，瞳子痒，目瞢，眼中赤痛及睑眴动不得卧"，《铜人腧穴针灸图经》："治眼中赤痛及睑眴动"，本穴可治目赤肿痛，眼睑震颤，眼睑下垂等目疾。四白穴是治疗目疾与三叉神经痛的主穴，《针灸甲乙经》言："目痛口僻，戾目不明，四白主之"，《类经图翼》载："头痛目眩，目赤后翳，眴动流泪，眼弦痒，口眼㖞僻不能言"。三焦经"至目锐眦"，终于丝竹空；胆经"至目锐眦后"，起于瞳子髎。丝竹空可治"视物眈眈不明，恶风寒，风痫，目戴上不识人，眼睫倒毛"（《针灸大成》），瞳子髎能疗"青盲无见，远视眈眈，目中肤翳白膜"（《外台秘要》），二穴也为治疗目疾的主穴，此二穴治疗目疾伴偏头痛时多用透刺法。太阳、攒竹、四白、丝竹空、瞳子髎，诸穴均位于眼部周围，眼周解剖组成为该组穴的治疗提供了神经肌肉基础，属于"腧穴所在，主治所在"的体现。

"风为阳邪，其性轻扬，头顶之上，惟风可到，风池穴在颞颥后发际线者中，足少阳、阳维之会，主中风偏枯，少阳头痛，乃风邪蓄积之所，故名风池。"风池循胆经输向头之各部及外走阳维脉，其神经径路与颈 3 神经后支、枕小神经干或枕大神经分支的外侧支、颈后神经丛、椎动脉及椎静脉丛等关系密切，因此，风池为治疗一切鼻部病症、眼部病症的必用穴。

三叉神经四穴

【穴位组成】 鱼腰　四白　大迎　太阳

【腧穴定位】

鱼腰　经外奇穴，在额部，瞳孔直上，眉毛中。

四白　胃经腧穴，在面部，眶下孔处。

大迎　胃经腧穴，在面部，下颌角前方，咬肌附着部的前缘凹陷中，面动脉搏动处。

太阳　经外奇穴，在头部，眉梢与目外眦之间，

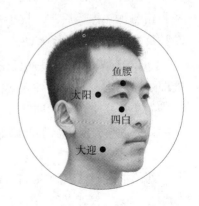

向后约一横指的凹陷中。

【解剖位置】三叉神经为第 5 对脑神经，三叉神经节的周围突分别组成三叉神经的三大分支：眼神经、上颌神经、下颌神经。面神经为第 7 对脑神经，在二腹肌后腹与外耳道软骨之间向前越过茎突、面后静脉和颈外静脉进入腮腺峡部，进入腮腺后先分上、下主干，再分出 5 个分支，即颞支、颧支、颊支（又分为上、下颊支）、下颌缘支和颈支。眼神经从三叉神经节发出后，穿眶上裂入眶，发出额神经、泪腺神经及鼻睫神经等分支，位于上睑提肌上方的额神经较粗大，分 2~3 支，其中眶上神经较大，经眶上切迹，分支分布于额顶部皮肤。

鱼腰穴当眶上神经外侧支分布处，同时还布有面神经颞支和眶上动静脉外侧支。四白穴在眶下孔处，当眼轮匝肌和上唇方肌之间，有面动、静脉分支，眶下动、静脉，面神经颧支，当眶下神经处。大迎穴在咬肌附着部前缘，前方有面动、静脉，布有面神经及下颌支颊神经。太阳穴浅层有上颌神经颧颞支和颞浅动脉分布，深层有下颌神经肌支和颞浅动脉肌支分布。

【取穴方法】参照定位取穴。

【主治病证】

经络主治：三叉神经痛。

【随症配穴】

经络主治：①第一支痛：鱼腰、太阳、阳白、攒竹；②第二支痛：四白、太阳、颧髎；③第三支痛：大迎、太阳、夹承浆、颊车、下关。

【刺灸方法】鱼腰可略向上斜刺，刺入眶上孔或眶上切迹，以刺中三叉神经的眶上神经。四白有三种刺法：①直刺 0.3~0.5 寸；②由外向内平刺 0.3~0.5 寸；③由下向上刺 0.3~0.5 寸。针感传导区分布有三叉神经的眶下神经，无论采用何种方法，用雀啄法微调，以产生上口唇部和上牙齿的酸胀感为度，尤其是治疗三叉神经痛的第二支痛时，更强调此针感，临床发现第三种方法得气较易。大迎向颏下孔方向斜刺，颏神经从此走出，以刺中颏神经第二磨牙处有针感为度。太阳直下深刺 2.0~3.0 寸过颧骨。

【组穴方解】鱼腰穴是治疗三叉神经第一支痛的主穴之一，位于眶上孔或眶上切迹处。眶上神经经眶上切迹分布于额顶部皮肤，眶上神经是三叉神经第一支（眼神经）最大分支，神经从属关系为三叉神经 – 眼神经 – 额神经 – 眶上神经，治疗三叉神经痛时鱼腰以产生局部放射感为佳。四白穴区分布有面神经颧支，支配眼轮匝肌下部颧肌及上唇诸肌和眼轮匝肌，这为四白穴治疗三叉神经痛提供了必要的解剖生理学基础，其为治疗三叉神经痛第二支痛的特效穴。《针灸大成》载大迎治"口噤不开，唇吻眴动，口喎"，常与颊车配合使用，治疗局部病症有良效。大迎穴针刺时取与第二磨牙相对处，二穴均位于下颌，此处有三叉神经第三支下颌神经的分布，二穴与夹承浆、下关共同使用治疗三叉神经第三支痛。

三叉神经的下颌神经分布在咬肌的深层，因而唯有太阳穴深刺方能刺中，颧髎深刺也可达到同样效果，深刺时以产生牙齿的放射感为佳。太阳穴进针后可向下牙床方向深刺达 2.0~3.0 寸治疗牙痛，也有人称其为太阳透下关或太阳透颧髎，针刺方向略有不同。

颈 夹 脊

【穴位组成】颈夹脊

【腧穴定位】

定位 1：第 2 颈椎到第 7 颈椎棘突下旁开 0.5 寸，共 6 对，12 穴。

定位 2：在颈部，每侧 5 穴，其中风池、天柱分别为第 1 和第 2 颈夹脊穴，过天柱穴做正中线的平行线，到第 7 颈椎棘突下旁开 1.3 寸，即第 5 颈夹脊穴。第 3、第 4 颈夹脊二穴，在斜方肌隆起上，将过天柱至第 5 颈夹脊的线，平均分成 3 等分。

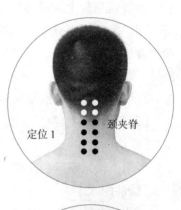

定位 1　颈夹脊

【解剖位置】由胸锁乳突肌后缘、斜方肌前缘和肩胛舌骨肌下腹上缘围成的枕三角区域是颈夹脊穴的主要解剖位置。其浅面由浅入深依次为皮肤、浅筋膜和颈筋膜浅层，深面为椎前筋膜及其覆盖下的头夹肌、肩胛提肌和中、后斜角肌等。该三角区内主要有副神经、颈丛及其分支、臂丛的分支（肩胛背神经、肩胛上神经和胸长神经等）。

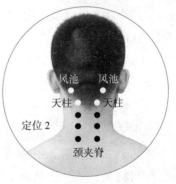

风池　风池　天柱　天柱　定位 2　颈夹脊

【取穴方法】参照定位取穴。

【主治病证】

部位主治：颈项疼痛、落枕、颈椎病；头痛、眩晕。

【随症配穴】

部位主治：①颈项部疼痛：配风池、后溪、金门；②落枕：配落枕四穴，俯仰时颈项痛加外关，左右转项时颈项痛加腰痛点上近心端两歧骨处，同时配合互动式针法；③颈型颈椎病：配臂丛四穴、合谷；④高血压所致项部强痛不适者，临床多分型论治，如阴虚阳亢者加三阴交、太冲，痰浊阻滞者加丰隆、阴陵泉；⑤感冒所致颈项部头痛：配外关、曲池、大椎、申脉；⑥头痛、眩晕：配外四神聪透百会、透四关、风池、太阳。

【刺灸方法】①斜刺法：分别按每一对夹脊穴的定位，斜刺80°向颈部正中线。第2种定位法针刺时，取穴延长至胸1、胸2、胸3各旁开1.5寸处。②横刺法：从斜方肌的外缘横刺向颈部正中线。③盘龙刺法：左右两侧分别用奇数和偶数针刺。斜刺法和横刺法多用于治疗斜方肌痉挛引发的症状。

【组穴方解】颈项部病症的局部取穴是"腧穴所在，主治所在"的具体应用，而上述定位2的颈夹脊更是对足太阳膀胱经腧穴的一个补充。按照背部华佗夹脊穴的定位，颈夹脊穴的定位1显得过于密集，不便于临床应用，因此多采用定位2。

颈夹脊所在的枕三角区域有斜方肌、胸锁乳突肌等重要肌群分布，该部肌群的损伤是颈项部病变重要的病理基础。斜方肌等颈后肌群与中医经筋关系密切，足太阳经筋"上挟脊上项，其支者，别入结于舌本，其直者，结于枕骨"，其病"项筋急，肩不举，腋支，缺盆中纽痛，不可左右摇"，督脉之别"挟膂上项，散头上，下当肩胛左右，别走太阳"，为病则"实则脊强，虚则头重"。中医多从经筋论治肌肉等相关病变，《素问·调经论篇》说："病在筋，调之筋"，《灵枢·卫气失常》言："筋部无阴无阳，无左无右，候病所在"，因此颈夹脊属于肌腹刺法，是治疗颈项部病症的主要组穴。

项中四穴

【穴位组成】大椎　崇骨　风府　哑门

【腧穴定位】

大椎　督脉腧穴，在脊柱区，第7颈椎棘突下凹陷中，后正中线上。手足三阳、督脉交会穴。

崇骨　经外奇穴，在项部，第6颈椎棘突下凹陷中，后正中线上。

风府　督脉腧穴，在颈后区，枕外隆凸直下，两侧斜方肌之间凹陷中。督脉、阳维脉交会穴。

哑门　督脉腧穴，在颈后区，第2颈椎棘突上际凹陷中，后正中线上。督脉、阳维脉交会穴。

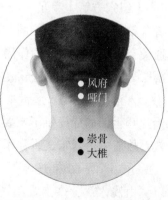

【解剖位置】风府、哑门穴区浅层有第3枕神经、枕大神经、枕动静脉的分支或属支等，深层有枕下神经与第2、3颈神经后支的分支，椎后静脉丛和枕动静脉的分支。对应大脑皮层的枕叶，深部为延髓所在。崇骨在项部筋膜、棘上韧带及棘间韧带中，有颈横动脉分支、棘间皮下静脉丛及第7颈神经后支。大椎穴浅层主要分布有第8颈神经后支的内侧皮支和棘突间皮下静脉丛，深层有棘突间的椎外（后）静脉丛、第 8 颈神经后支的分支。

【取穴方法】沿颈部的后正中线向上推摸，至颅骨的下缘即是风府穴，此处正好在寰椎后弓与枕骨大孔后缘之间。定风府之后，取风府到后发际垂线的中点即为哑门穴。大椎、崇骨参照定位取穴。

【主治病证】

经络主治：喑哑、构音障碍、吞咽困难、咽喉不利等咽喉部病症。

【随症配穴】

经络主治：构音障碍、吞咽困难：配咽喉三穴、内踝三穴、阳溪、金津、玉液、翳风。

【刺灸方法】正常成年人风府、哑门的针刺深度在 1.2 寸以内，不论哪个方向皆在安全范围之内。大椎穴进针的角度和深度在低头位采用直刺法更容易刺进上下两棘突之间，正常成年人进针 1.2~1.5 寸是安全的，但是不主张刺透硬脊膜。四穴针刺得气后采用互动式针法，具体操作：医者偕同一名助手，双手拇指和示指分别持定针柄做小幅度、低频率（30 次 /min）的提插捻转平补平泻手法，同时指导患者做一些发音练习，特别是针对中风前发音清楚而中风后发音困难或者发音不清的音节、音调，甚至词组、语句，之后引导患者做进一步的言语恢复功能的互动训练，如谈话、理解、复述、命名等，上述四穴操作 2~3min 后将针缓慢起出。针毕，嘱患者再取仰卧位，充分暴露双下肢，分别取双侧内踝三穴，直刺 0.3~0.5 寸，以强刺激、强针感、患者下肢出现"窜、动、抽"的明显得气感为操作要点，完毕后留针 30min。

【组穴方解】手足三阳的阳气由大椎汇入督脉，并上行头颈，入脑中，"阳气者，精则养神，柔则养筋"，针刺大椎可以调动并激发全身阳气，起到通畅气血、通关利窍、利舌活络的作用，《针灸甲乙经》云其主"脊强互引，恶风时振栗，喉痹"。大椎穴前方是咽喉部位，而督脉通过哑门穴入系舌本，哑门"在后发际宛宛中，入系舌本"，"入系舌本"使督脉与咽喉、舌本发生直接的联系，为督脉腧穴治疗咽舌部病症提供了重要理论依据。且哑门、风府二穴为督脉与阳维脉的交会穴，故能主治暴喑、舌强不语等。崇骨属于经外奇穴，穴出《勉学堂针灸集成》，"在大椎上第一小椎是也"，在后正中线上，第 6 颈椎棘突下凹陷中。对崇骨穴施以"由浅入深，推内之阳"的针刺方法是治疗吞咽困难和构音障碍取得佳效的关键。

中风后构音障碍、吞咽困难，是由于经络不通，气血阻滞，经筋失养所致，其病位在舌咽部。督脉与各阳经都有联系，又为"阳脉之海"，且督脉循行于脊里，入络于脑，故和脑、脊髓有着密切的关系。项中四穴均位于人体后背正中线上，督脉循行所过。督脉"行于后背正中，上至风府，入属于脑，上巅"，"督脉之别，挟脊上项"，此组穴能改善脑供血。临床上将风府、哑门与大椎、崇骨合用，四穴针刺得气后，采用互动式针法，治疗喑哑、构音障碍、吞咽困难以及咽喉不利等症。

敛疮二穴

【穴位组成】枕外隆凸　大椎

【腧穴定位】

枕外隆凸　枕骨外面中部的隆起，位于后头部下方正中部位。

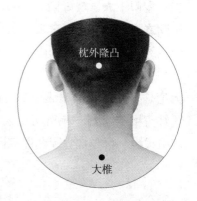

大椎　督脉腧穴，在脊柱区，第 7 颈椎棘突下凹陷中，后正中线上。手足三阳、督脉交会穴。

【解剖位置】枕外隆凸是枕骨外面后中部的一个显著隆起，与枕骨内面的窦汇相对。向两侧的弓形骨嵴称上项线，为枕额肌枕腹和斜方肌的起点。大椎穴浅层主要布有第 8 颈神经后支的内侧皮支和棘突间皮下静脉丛，深层有棘突间的椎外（后）静脉丛、第 8 颈神经后支的分支。

【取穴方法】参照定位取穴。

【主治病证】

功效主治：臁疮、甲沟炎、伤口不愈或愈合不良、耳部溃疡、疖肿等各类炎性病症。

【刺灸方法】①针具：采用小锤式梅花针。②消毒：用 75% 的乙醇棉球将局部头发（头发不必剪去）和皮肤仔细消毒，针具用 75% 的乙醇浸泡消毒。③叩刺范围：从隆凸的顶端开始，依次向隆凸的四周叩刺，直至隆凸的底部。直径在 1.5~2.0cm 之间。一针接一针地叩刺，不间隔。④叩刺的手法：中等刺激，用力均匀，以局部微有疼痛为度，但不宜出血。⑤叩刺的角度：依照隆凸部表面形状的变化，叩刺的角度一定要使针体全部接触皮肤，切忌只用部分针体接触皮肤。⑥叩刺的次数：每次治疗叩刺约 300 下，每日 1~2 次。病重而急者，每次治疗可叩刺 500 下左右，每日 3~5 次。⑦疗程：治疗 5~7 天为 1 个疗程，对于某些慢性病患者，可连续治疗 2 个疗程以上。如治疗超过 2 个疗程以上者，可间隔 1~2 日一次叩刺。在施术时若用力过大，或叩刺时角度不正确，或是慢性病施术时间过久，可能会出现局部微有出血或叩刺时疼痛感加重现象，此时不必中断治疗，继续施术无妨。枕外隆凸与大椎穴配合应用或交替使用。

【组穴方解】诸疮之疾多由于外感六淫、过食膏粱厚味、内郁火毒，或外来伤害、感受毒邪等，引起邪毒壅聚，致经络阻塞，营卫不和，气血壅滞而成，即《素问·生气通天论篇》所言："营气不从，逆于肉理，乃生痈肿"。

枕外隆凸能够治疗痈、疮、疖等症与督脉和膀胱经有关。《素问·通评虚实论篇》："暴痈筋缓，随分而痛，魄汗不尽，胞气不足。""胞气不足"即膀胱经气不足，张介宾注云："水道不利也"，指出痈之成因与膀胱经气不足、迫汗出不尽有关。太阳主表，枕外隆凸的边缘为膀胱经，其外上缘为膀胱经的玉枕穴。督脉为阳脉之海，总督一身之阳，枕外隆凸恰为督脉所过。叩刺该处可通调督脉与膀胱经经气，而达到益气助阳、活血敛疮的目的。

大椎又是督脉腧穴，诸阳经交会穴，其性纯阳主表，能够通阳解表。临床上无论是实热证还是虚热证都可以使用大椎穴治疗，"伤寒热盛，烦呕，大椎主之"（《针灸甲乙经》），"治五劳七伤，骨蒸发热"（《针方六集》）。治疗实热证时，采用刺络拔罐，可与枕骨隆凸叩刺同用或交替使用。

臂丛四穴

【穴位组成】扶突　天窗　天鼎　颈臂

【腧穴定位】

扶突　手阳明大肠经腧穴，在胸锁乳突肌区，横平喉结，胸锁乳突肌前、后缘中间。

天窗　手太阳小肠经腧穴，在颈部，横平喉结，胸锁乳突肌的后缘。

天鼎　手阳明大肠经腧穴，在颈部，横平环状软骨，胸锁乳突肌后缘。

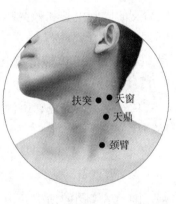

颈臂　经外奇穴，有 2 种定位方法：①在胸锁乳突肌外缘，锁骨上窝上 1 寸处，锁骨下动脉搏动处外 0.3 寸；②在锁骨内 1/3 与外 2/3 交界处上 1 寸，胸锁乳突肌锁骨头后缘处。

【解剖位置】扶突、天窗、天鼎、颈臂位于胸锁乳突肌区。扶突穴有颈横神经、面神经颈支和颈阔肌分布，颈阔肌深层为肩胛提肌起始点，深层内侧有颈升动脉。天窗穴在扶突穴后，位于斜方肌前缘、胸锁乳突肌后缘，深层为头夹肌，正当耳大神经丛的发出部，布有颈皮神经、枕小神经、耳后动静脉及枕动静脉分支。天鼎穴在胸锁乳突肌下部后缘，扶突穴与缺盆穴连线的中点，浅层穿过颈阔肌、颈外静脉及颈横神经的分布区，深层为中斜角肌起点，布有副神经、颈横神经、耳大神经、枕小神经，深层为膈神经的起点。颈臂有颈阔肌，正当锁骨上神经内侧支，深部在前斜角肌外缘稍内侧，正当臂丛神经，布有颈浅及颈横动静脉的分支。

【取穴方法】所谓与喉结相平，是以喉结为顶点在颈外侧做一条下颌的平行线，扶突与天窗在该线上，取穴时用手在该线上点按胸锁乳突肌前、后缘之间凹陷处即扶突，该线与胸锁乳突肌的后缘交点凹陷处即为天窗。胸锁乳突肌前缘，当人迎与气舍连线的中点为水突，以水突穴为顶点在颈外侧做一条下颌的平行线，平行线与胸锁乳突肌后缘的交点凹陷处即天鼎。颈臂穴的2种定位取穴方法，均要触及锁骨下动脉的搏动，用指尖拨开动脉，沿动脉边缘进针。

【主治病证】

经络主治：颈项部疼痛，臂丛神经受压损伤所致的前臂、手指疼痛麻木等症。

【随症配穴】

经络主治：颈项部疼痛、臂丛神经诸症：配极泉下2寸、曲泽、内关、偏历。

【刺灸方法】根据导致颈项部疼痛原因的不同，分别选用臂丛四穴，并采用不同的针刺深度及角度，达到"气至病所"的针刺效应，即"分经得气法"。

（1）颈项部的局部疼痛针刺法：以胸锁乳突肌痉挛为主，选用扶突、天窗、天鼎皆可，采用直刺法，针尖方向指向颈部中心，可进针0.5~0.8寸，针感以局部酸胀为度；因肩胛提肌痉挛疼痛导致以俯仰困难为主，取扶突，采用直刺法，可进针0.8寸，针感以局部酸胀为度；以斜角肌痉挛疼痛为主，选用天窗配天鼎，直刺法，可进针0.5~0.8寸，针感以局部酸胀为度。

（2）针感需到达桡神经及肌皮神经支配区域（即手太阴肺经、手阳明大肠经、手少阳三焦经的走行区）与正中神经支配区域（手厥阴心包经与手少阳三焦经走行区）：取扶突、天窗、天鼎、颈臂穴均可。如选扶突、天窗则采用直刺法，针尖方向指向颈部中心，可以进针1.0~1.5寸，才能刺中C_5神经根而达到放电感下传至肩、上臂、大拇指、次指、中指。如选天鼎穴可进针0.3~0.5寸，刺中臂丛神经达到放电感下传至肩、上臂、大拇指、次指、中指。如选颈臂穴，第一种采用斜刺法，针尖方向指向颈部中心，进针0.1~0.3寸即可；第二种则采用直刺法，针尖刺入0.1~0.2寸即可。两种定位方法均可以达到放电感下传至肩、上臂、大拇指、次指、中指。

（3）针感需到达尺神经支配区域（手少阴心经与手太阳小肠经走行区）：取颈臂穴第一种定位法，进针后针感首先到达桡神经支配区域，此时针下有得气感，针尖方向指向颈部中心，接着出现正中神经支配区域的针感，可卜传至中指，继续刺入，针尖接触臂丛神经尺神经分支，针感可到达小指及无名指。在整个针刺过程中，针下需一直保持有得气的沉紧感，而没有落空感。

【组穴方解】扶突、天鼎同为手阳明大肠经腧穴，大肠经"起于大指次指之端，循指上廉，出合谷两骨之间，上入两筋之中，循臂上廉，入肘外廉，上臑外前廉，上肩，出髃骨之前廉，上出柱骨之会上"，经筋"上臑，结于肩髃，其支者，绕肩胛，挟脊，其直者从肩髃上颈"。桡神经发自臂丛后束，初在肱动脉背侧下行，后伴肱深动脉入桡神经沟，沿沟绕肱骨中段背侧旋向外下方，于肱骨外上髁上方，肱骨中、下 1/3 交界处穿经外侧肌间隔，至肱桡肌和肱肌之间，在此处分为浅、深二终支。桡神经浅支在前臂可分为深、浅两段：桡神经浅支进入前臂后，依次跨过旋后肌、旋前圆肌、指深屈肌和拇长屈肌的前方，此段为肱桡肌所掩盖，故称深段；在前臂中、下 1/3 交界处，桡神经浅支经肱桡肌肌腱与桡侧腕长伸肌肌腱之间浅出，穿深筋膜居皮下，在分出内、外支之前称为浅段。可以看出手阳明大肠经的走行与桡神经的走行相似，其中支配拇指背侧的桡浅神经与手少阳三焦经的支配区域相符合，而手阳明经筋在颈部的走行区域分布有胸锁乳突肌、斜角肌、肩胛提肌等肌肉。从病理角度看，手阳明大肠经病有"肩前臑痛、大指次指痛不用"的表现，与桡神经损伤表现相似，颈部胸锁乳突肌、斜角肌、肩胛提肌等肌肉损伤与手阳明经筋病"当所过者支痛及转筋，肩不举，颈不可左右视"相似。因此临床应用扶突、天鼎二穴既可治疗颈项部的疼痛，又可以治疗不同原因导致桡神经损伤产生的上臂前臂疼痛、拇指次指的麻木疼痛、垂腕等症。

天窗穴为手太阳小肠经腧穴，在胸锁乳突肌的后方，手太阳小肠经筋"入结于腋下，其支者，后走腋后廉，上绕肩胛，循颈出走太阳之前，结于耳后完骨"，其病"腋下痛，腋后廉痛，绕肩胛引颈而痛"，这与腋神经损伤导致三角肌、小圆肌以及肩部皮肤感觉障碍的表现相似，而天窗穴深层为 C_4 横突，C_5 神经由此发出，此处是桡、腋神经神经根之所在，故针刺该穴可以刺中 C_5 神经，使针感沿着桡神经或者腋神经走行下传。临床应用该穴治疗颈项部伤筋如胸锁乳突肌损伤，尤其是俯仰困难时，以局部麻酸胀为宜；而治疗颈椎病、脑血管病导致的桡神经损伤和腋神经损伤，必须深刺至颈椎横突，使针感下传至手。

颈臂穴属经外奇穴，是结合现代神经解剖学等发现的一个新穴，但其位置多有分歧，以上两种定位方法是我们临床常取的方法。该穴针感既能达到桡神经支配区域，也能达到正中神经和尺神经支配区域，还能达到前胸部及后背部，即胸背神经肌支支配区域，可谓一穴多经，分经得气。应用该穴有一定的危险，须熟知颈部解剖，把握针刺深度、角度，用心体会针感，积极与患者沟通。

另外，扶突、天鼎二穴均位于咽喉部，手阳明经别"下走大肠，属于肺，上循喉咙，出缺盆"，手阳明络脉"入耳，合于宗脉"。《针灸大成》言扶突"主咳嗽多唾，上气，咽引喘息，喉中如水鸡声，暴喑气哽"，天鼎"主暴喑气哽，喉痹嗌

李志道组穴

38

肿不得息，饮食不下，喉中鸣"。手太阳小肠经穴天窗，正当耳大神经由内向外上行部位，耳大神经终支分布于腮腺、嚼肌下部、耳垂、耳廓后和乳突部的皮肤，其经脉"循咽……其支者……却如耳中"，《铜人腧穴针灸图经》载天窗："治耳鸣聋无所闻，面颊肿喉中痛，暴瘖不能言，肩痛引项不得回顾"，《针灸大成》：说"天窗主痔瘘，颈痛，肩痛引项不得回顾，耳聋颊肿，喉中痛，暴喑不能言，齿噤中风"。因此扶突、天鼎、天窗也多用于颈椎病、脑血管病引起的咽喉、耳部等五官科病症。

咽喉三穴

【穴位组成】廉泉　旁廉泉　人迎前

【腧穴定位】

廉泉　任脉腧穴，在颈部，当前正中线上，结喉上方，舌骨上缘凹陷处。

旁廉泉　经外奇穴，廉泉旁开 1 寸处，左右共二穴。

人迎前　经外奇穴，在颈部，下颌角直下，平人迎穴。

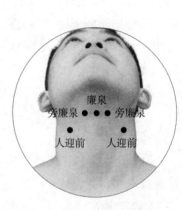

【解剖位置】廉泉、旁廉泉穴区布有颈横神经及其分支，该神经为颈丛的皮支之一。同时颈阔肌、颈前静脉、颌下淋巴结及由三叉神经支配的左右二腹肌前腹与下颌舌骨肌、舌下神经支配的颏舌骨肌与颏舌肌等也在此处分布。

人迎在结喉旁当胸锁乳突肌的前缘颈总动脉搏动处，人迎前位于其前方，深层通过迷走神经的分支喉上神经等。

【取穴方法】从喉结处沿前正中线向上推寻，摸到舌骨后上缘凹陷处即为廉泉穴。大拇指由下颌角向下直推，平人迎穴，拇指指腹正当下颌角与胸锁乳突肌间，指尖处即取为人迎前。

【主治病证】

部位主治：中风失语、吞咽困难、流涎、咽喉肿痛、暴喑、舌下肿痛、喉痹等咽喉部病症。

【随症配穴】

部位主治：①舌喉部病症：配阳溪、商丘、哑门、翳风、清口气四穴；②咽喉部病症：配合谷、曲池、鱼际；③流涎：配承浆、地仓、合谷。

【刺灸方法】向舌根部刺入 0.5~1.0 寸，以针感传至舌根部为佳。刺人迎前针感可至喉部对应处。

【组穴方解】《针灸甲乙经》载廉泉主"舌下肿难以言，舌纵涎出"，《铜人腧穴针灸图经》言其"治舌下肿难言，舌纵涎出，咳嗽上气，喘息，呕沫，口噤，舌根急缩，下食难"。廉泉穴系任脉与阴维脉之会穴，有清热化痰、通利咽膈之功。与旁廉泉均位于舌骨上方，三穴深层有舌下神经及舌咽神经分支分布。

人迎穴为足阳明胃经、足少阳胆经之会，"足阳明脉气所发"，足阳明"其支者，从大迎前下人迎，循喉咙，入缺盆……是主血所生病者……口㖞唇疹，颈肿喉痹"。穴下有颈深筋膜形成的颈动脉鞘，鞘内包有颈总动脉，颈内静脉及二者之间后方的迷走神经，舌下神经襻位于颈动脉鞘的表面或鞘内。《针灸甲乙经》云："刺入人迎，入四分，不幸杀人"，为避免针刺意外，故取人迎前作为针刺进针点，避开动脉组织的同时，接近局部神经组织，更易产生针感，调控喉部气血。因此，此组穴可作为治疗中风失语、吞咽困难、流涎、咽喉肿痛、舌下肿痛等咽喉部病症的要穴。

胆经四透

【穴位组成】颔厌透悬颅、悬厘、曲鬓　曲鬓透率谷　率谷透天冲　天冲透浮白、头窍阴

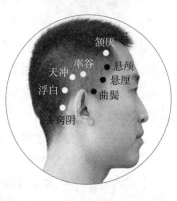

【腧穴定位】

颔厌　胆经腧穴，在头部，从头维至曲鬓的弧形连线（其弧度与鬓发弧度相应）的上 1/4 与下 3/4 的交点处。手足少阳、足阳明经交会穴。

悬颅　胆经腧穴，在头部，从头维至曲鬓的弧形连线（其弧度与鬓发弧度相应）的中点处。

悬厘　胆经腧穴，在头部，从头维至曲鬓的弧形连线（其弧度与鬓发弧度相应）的上 3/4 与下 1/4 的交点处。手足少阳、足阳明经交会穴。

曲鬓　胆经腧穴，在头部，耳前鬓角发际后缘与耳尖水平线的交点处。足少阳、足太阳经交会穴。

率谷　胆经腧穴，在头部，耳尖直上入发际1.5寸。足少阳经与足太阳经的交会穴。

天冲　胆经腧穴，在头部，耳根后缘直上，入发际2寸。

浮白　胆经腧穴，在头部，耳后乳突的后上方，从天冲至完骨的弧形连线（其弧度与耳廓弧度相应）的上 1/3 与下 2/3 交点处。足少阳、足太阳经交会穴。

头窍阴　胆经腧穴，在头部，耳后乳突的后上方，从天冲至完骨的弧形连线（其弧度与耳廓弧度相应）上 2/3 与下 1/3 交点处。足少阳、足太阳经交会穴。

　　【解剖位置】胆经四透局部分布有耳前组的颞浅动静脉、耳颞神经和面神经分支，以及耳后组的耳后动静脉、耳后神经和枕小神经。颞浅动、静脉和耳颞神经三者伴行，出腮腺上缘，越颧弓到达颞区。颞浅动脉为颈外动脉的两终支之一，其搏动可在耳屏前方触及，该动脉在颧弓上方约 2~3cm 处分为前、后两支。颞浅静脉汇入下颌后静脉。耳颞神经是三叉神经第 3 支下颌神经的分支。耳后动脉起自颈外动脉，耳后静脉汇入颈外静脉，枕小神经来自第 2、3 颈神经，属颈丛的分支。对应大脑皮层在颞叶与额叶、中央沟、枕叶的联合区，分布广泛的神经、血管及大脑皮层功能区，为胆经四透治疗疾病提供了解剖生理学基础。

　　【取穴方法】关于率谷的位置，现文献皆云"当耳尖直上入发际 1.5 寸"。侧头取 1.5 寸很难把握，不便取穴，因此在取此穴时用"耳尖与颞顶角连线的中点"来定位，颞顶角是指耳尖直上，颞肌附着顶骨处形成的凸起。《针灸甲乙经》记载"嚼而取之"，《腧穴名称与定位》指出"咀嚼时，以手按之有肌肉鼓动"，可作为率谷的另一种取穴方法。其余参照定位取穴。

　　【主治病证】

　　（1）部位主治：偏头痛、眩晕。

　　（2）经络主治：耳鸣、耳聋。

　　（3）脏腑主治：失眠、抑郁症等神志病症；少阳枢机不利所致胸胁病症。

　　【随症配穴】

　　（1）部位主治：①偏头痛：配风池、透四关、外关、中渚、侠溪、足临泣；②眩晕：配颈夹脊、脑空透风池。

　　（2）经络主治：耳鸣、耳聋：配耳周六穴、耳屏前三穴、中渚、足临泣、后溪、风市。

　　（3）脏腑主治：神志病症：配内关透间使、三阴交。①失眠：加外四神聪透百会、悬钟、丰隆；②抑郁症：加逍遥五穴、神门、期门、阳陵泉；胸胁胀满加支沟；食欲不振加公孙。

　　【刺灸方法】平刺 0.8~1.2 寸。①从颔厌进针透刺悬颅、悬厘、曲鬓；②从曲鬓进针平刺至率谷方向；③从率谷进针平刺透过天冲；④从天冲进针透刺浮白、头窍阴。进针后用捻转手法，使局部产生酸胀感。

　　【组穴方解】胆经在侧头部分布甚广，"起于目锐眦，上抵头角，下耳后"，《冷庐医话·头痛》认为"头痛……属少阳者，上至两角，痛在头角……少阳经行身之侧"，所取诸穴均能治疗偏头痛。《百症赋》已载："悬颅、颔厌之中，偏头痛止。"《玉龙歌》说："偏正头风痛难医，丝竹金针亦可施，沿皮向后透率谷，一针两穴世间稀。"胆经四透对此进行了发挥，临床将此组穴作为治疗各种原因导致的偏头痛主穴，不仅使治疗偏头痛更加有效，还扩大了其应用范围。

又因胆经"从耳后入耳中，出走耳前"，三焦手少阳之脉"上项，系耳后，直上出耳上角……其支者，从耳后入耳中，出走耳前……是动则病耳聋，浑浑焞焞"，"手少阳之脉动，而气厥逆而耳聋者，其候耳内浑浑焞焞也"，少阳同名经气相通，因此将胆经四透作为治疗耳鸣、耳聋之症的辅穴。《素问·灵兰秘典论篇》指出"心者，君主之官也，神明出焉……胆者，中正之官，决断出焉"，足少阳经别"上贯心"，故又可作为肝胆气机不畅、心惊胆怯所致神志病的常用组穴。此外，胆经"络肝，属胆，循胁里""下腋，循胸，过季胁"，"足少阳之筋……其病……即上乘眇，季胁痛"，古有下病上取之法，临床实践证明本组透穴有治疗胸胁病症的作用，尤以治疗少阳枢机不利为宜。

上述胆经四透所治诸证多与肝胆气机失调、少阳枢机不利关系密切。同时，所取腧穴位于头部胆经循行部位，且颔厌、悬厘为手足少阳、足阳明交会穴，曲鬓、率谷、浮白、头窍阴为足少阳、足太阳交会穴，胆经四透中的交会穴应用扩大了经脉间的联系，将上述腧穴以点连成线，进行针刺，可调畅全身气机，有穴经同调之效，共奏疏肝解郁、清利头目、和解少阳之功，其作用类似于逍遥丸。从现代解剖学看，本组穴位于头部颞侧，分布广泛的神经、血管及大脑皮层功能区，采用透刺法可扩大治疗范围，增强刺激量。针刺治疗神志类疾病时针感宜弱，得气后局部有酸胀感即可，不宜重刺激，避免产生放电感等强刺激针感。

第二节　胸腹部组穴

消食三穴

【穴位组成】璇玑　下脘　四缝

【腧穴定位】

　　璇玑　任脉腧穴，在胸部，胸骨上窝下1寸，前正中线上。

　　下脘　任脉腧穴，在上腹部，脐中上2寸，前正中线上。任脉、足太阴经之交会穴。

　　四缝　经外奇穴，在手指，第2~5指掌面的近侧指间关节横纹的中央，一手4穴。

【解剖位置】璇玑下为胸骨，胸骨后有膈神

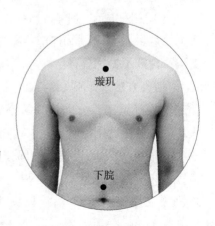

经、迷走神经、气管、食道等。下脘下为胃肠道。
当胃特别充盈时，胃大弯可降至脐水平以下；正
常情况下肠道有小部分位于中腹部脐水平以上。

【取穴方法】璇玑在胸部，先找到胸骨上窝，
再沿前正中线向下1寸即得。其他参照定位取穴。

【主治病证】

功效主治：小儿疳积、痞满等脾胃病症。

【随症配穴】

功效主治：脾胃病症：配足阳明四穴。①小
儿疳积：加捏脊法；②小儿伤食泻：加建里；③百日咳之痰浊阻肺证：加肺俞、
太渊、丰隆；④小儿哮喘之食积内热证：加肺俞、定喘、列缺、合谷；⑤痞满：
加天枢；⑥腹泻：加天枢、气海。

【刺灸方法】璇玑向下平刺0.3~0.5寸。下脘采用70°~80°向下斜刺1.0~1.2
寸或深刺2.0~3.0寸。四缝穴三棱针点刺，挤出少量血或组织液即可。

【组穴方解】璇玑、下脘位于胸腹部，穴下恰为食道、胃肠的投影区。两穴又
均位于任脉所过之处，任脉"循腹里，上关元，至咽喉"，络脉"散于腹"，故璇玑、
下脘可治疗腹部之疾。璇玑穴具宽胸理气之功，主"胸满痛"，《长桑君天星秘诀
歌》说"若是胃中停宿食，后寻三里起璇玑"，《杂病穴法歌》复言"内伤食积针
三里，璇玑相应块亦消"，可见其为治疗食积的常用穴。

胃有三脘，下脘穴正当胃内下脘，迂曲于肠之下，水谷至此已经被脾火磨化
消融，方下入小肠而分清浊，"穴当胃下口，小肠上口，水谷于是入焉"（《针灸聚
英》），故曰下脘。"饮食不下，膈塞不通，邪在胃脘。在上脘则刺抑而下之，在下
脘则散而去之"（《灵枢·四时气》），"食饮不化，入腹还出，下脘主之"（《针灸甲
乙经》），"腹内肠鸣，下脘、陷谷能平"（《百症赋》）。又下脘穴为任脉与足太阴经
之交会穴，因足太阴经属脾络胃，由内循行之线与任脉连通，胃病性属寒及下垂
下陷之症，均宜取此穴。

四缝为经外奇穴，是治疗小儿疳积、伤食泄泻之常用穴，最早见于《奇效良
方·奇穴篇》："四缝四穴，在手四指内中节。是穴用三棱针出血，治小儿猢狲劳
等证"。临床中发现本穴用于成人亦有消食健脾除积之功，凡痞满、积聚之证均可
应用。此外，四缝亦可配合足三里穴用于因小儿疳积羸瘦虚弱引起的咳喘气逆、
痨、腹泻以及肠虫症、百日咳等病症；配合捏脊以消食除积，治疗小儿疳积；配
艾灸身柱以强身；配建里以消食除积、健脾止泻，治疗伤食泄泻。同时四缝能止
咳平喘、健脾化湿，配肺俞、太渊、丰隆可健脾化湿，治疗痰浊阻肺之百日咳；
配肺俞、定喘、列缺、合谷能宣肺平喘，治疗食积内热之小儿哮喘。

四缝

三穴合用能通降腑气、消积除满，对于各种原因引起的痞满、积聚之证可配合使用。

补三气穴

【穴位组成】膻中　中脘　气海

【腧穴定位】

膻中　任脉腧穴，在胸部，横平第4肋间隙，前正中线上。心包之募穴，气会，任脉、手太阳、手少阳、足太阴、足少阴经之交会穴。

中脘　任脉腧穴，在上腹部，脐中上4寸，前正中线上。胃之募穴，腑会，任脉、手太阳、手少阳、足阳明经之交会穴。

气海　任脉腧穴，在下腹部，脐中下1.5寸，前正中线上。

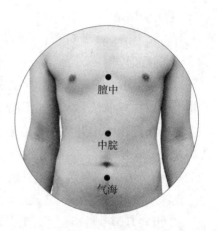

【解剖位置】三穴位于胸腹部，自上而下分别为肺、胃、肠的投影区部位所在。膻中位于两乳之间，约平第4肋间，有肋间神经前皮支和胸廓内动静脉的穿支分布。中脘下约当胃和横结肠处，主要有第8胸神经前支的前皮支、分支和腹壁浅静脉的属支。气海下主要有第11胸神经前支的前皮支、分支和腹壁浅动静脉，深部为空肠和回肠。

【取穴方法】中脘取穴时注意胸剑联合的位置，不能将剑突的位置当成胸剑联合。脐中指肚脐的中央，不能把肚脐边当作肚脐中。其他参照定位取穴。

【主治病证】

（1）脏腑主治：心悸、胸闷、胸痛等心系病症；咳嗽、咳痰等肺系病症；胃痛、腹胀、泄泻等脾胃系病症；遗尿、遗精、带下、痛经等泌尿生殖系病症。

（2）功效主治：反复感冒等卫气虚病证；倦怠无力、气短懒言等气虚病证。

【随症配穴】

（1）脏腑主治

心系病症：配调心神三穴、丘墟透照海、心肺区。①心悸：加神门、巨阙；②胸闷、胸痛：加紫宫、玉堂、合谷、足三里。

肺系病症：配心肺区、尺泽。①咳嗽、咳痰、气喘：加鱼际四穴、天突；干咳无痰、舌红少苔：加照海、滋阴三穴；痰湿阻肺：加祛痰化浊四穴；痰中带血：加孔最；咽喉干痒：加列缺、照海、滋阴三穴；咳而气短：加丹田三穴；②喘证发作期：加大杼、风门、天突、孔最、定喘、丰隆；缓解期：加祛痰化浊四穴。

脾胃系病症：配足阳明四穴、脾胃区。①胃痛：加运中气穴；②腹胀：加中腹部四穴、公孙、太白；③泄泻：加中腹部四穴、大横、倒三角；④湿热伤中：加阴陵泉、三阴交、内庭、地机。

泌尿生殖系病症：配前阴病四穴、肾区、足三阴七穴、丹田三穴。①遗尿、癃闭、尿频：加净府五穴、秩边透水道；②遗精、阳痿：加净府五穴、固精四穴、秩边透水道、会阳；③月经不调、痛经：加胞宫七穴、血海、章门、调冲四穴；④带下：加胞宫七穴、冲门三穴。

（2）功效主治：①卫气虚病证：配肺俞、足三里、关元；②气虚病证：配足三里、倒三角、背俞穴盘龙刺等。

【刺灸方法】中脘、气海均 70°~80° 向下斜刺 1.2 寸。膻中平刺 0.5~0.8 寸：心肺疾病向下平刺；乳房疾病针尖向两乳斜刺。

【组穴方解】"膻中"一词最早见于《黄帝内经》，又称"气海"，为宗气在胸中积聚之处，《灵枢·五味》说："其大气之抟而不行者，积于胸中，命曰气海"。膻中作为心包募穴和八会穴之气会，具有宽胸理气、活血通络、降气止咳之功效。关于膻中穴调理气机作用的临床试验表明，膻中穴宽胸理气作用的即时效果明显。"膻中者，为气之海"，膻中可调节人体全身的气机。《灵枢·根结》亦载足厥阴肝经"根于大敦，结于玉英，络于膻中"，肝主疏泄，影响全身气机的调畅与否。膻中为补气、调气之要穴，一切气病皆可选用，由于膻中穴位于胸中，故以治疗上焦气机不畅为主，即"上焦者……其治在膻中"。

《难经》谓："府会太仓"，滑伯仁曰："太仓，一名中脘"。中脘穴作为胃之募穴、八会穴之腑会，具有疏利中焦气机、补益中气的作用，可治胃腑诸病。中焦脾胃气机在三焦整体气机的升降出入运动中起着枢纽的作用，且"六腑以通为用，以降为顺"，故针刺中脘穴时，针尖当向下斜刺，以疏利气机下行，以下为补，主补中焦之谷气。

气海为元气聚集之处，"气海者，盖人之元气所生也"，故此穴可培补元气、益肾固精，总调下焦，治疗脏器虚惫诸证。气海穴为大气所归，犹百川之汇海，为"生气之源，聚气之所"，主一身之气机，"主治一切气疾"，此穴可通调气机、补虚固本，以培补下焦元气。

鉴于三穴与气的密切关系，以膻中、中脘、气海三穴为主依次补充清气、谷气、元气，共同构成补气、调气的基础方——补三气穴。三穴均为任脉腧穴，任脉循行于人体的前正中线上，自下而上至头面，历经三焦。其中，膻中穴位于上焦之心肺区，中脘穴位于中焦之胃脘区，气海穴位于下焦之肝肾区。重补气兼调气，对于气虚、气郁引起的各种疾患均可选用。

运中气穴

【穴位组成】

中气法Ⅰ：中脘　巨阙　下脘　梁门

中气法Ⅱ：中脘　不容　太乙

【腧穴定位】

中脘　任脉腧穴，在上腹部，脐中上4寸，前正中线上。胃之募穴，腑会，任脉、手太阳、手少阳、足阳明经之交会穴。

巨阙　任脉腧穴，在上腹部，脐中上6寸，前正中线上。心之募穴。

下脘　任脉腧穴，在上腹部，脐中上2寸，前正中线上。任脉、足太阴经之交会穴。

梁门　胃经腧穴，在上腹部，脐中上4寸，前正中线旁开2寸。

不容　胃经腧穴，在上腹部，脐中上6寸，前正中线旁开2寸。

太乙　胃经腧穴，在上腹部，脐中上2寸，前正中线旁开2寸。

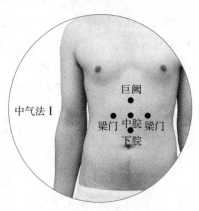

中气法Ⅰ

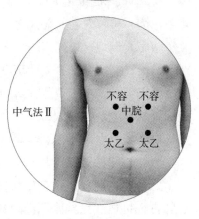

中气法Ⅱ

【解剖位置】运中气穴正值胃肠等的体表投影区。从穴位的分布上来看，不容与巨阙相平，太乙与下脘相平，众穴围绕中脘形成了一个方形。胃在中等充盈时，大部分位于左季肋区，小部分位于腹上区。贲门位于T_{11}左侧，幽门位于L_1右侧。胃前壁的右侧与肝左叶相邻，左侧与膈相邻，被左肋弓掩盖，胃前壁的中间部分位于剑突下，直接与腹前壁相贴，胃后壁与胰、横结肠、左肾和左肾上腺相邻，胃底与膈和脾相邻，胃大弯的最低点可在肚脐平面上。大小肠多位于中腹部和下腹部，亦有小部分位于脐水平面之上。运中气穴形成的方形恰巧分布在胃的体表投影处，这是运中气穴治疗脾胃病的重要解剖生理学基础。

【取穴方法】中脘取穴时需注意胸剑联合的位置，不能将剑突的位置当成胸剑联合。脐中指肚脐的中央，不能把肚脐边当作肚脐中。其他参照定位取穴。

【主治病证】

（1）脏腑主治：胃痛、腹痛、呕吐、腹胀、呃逆、便秘等脾胃系病症；哮喘、咳嗽等肺系病症；心悸、胸痛等心系病症；妊娠恶阻。

（2）功效主治：久泻久痢、重症肌无力、内脏下垂等中气亏虚病证。

【随症配穴】

（1）脏腑主治

脾胃系病症：配足阳明四穴、脾胃区。①胃痛：加公孙；②腹痛、腹胀：加中腹部四穴、曲泉、公孙、太白；③呕吐：加上脘、胃病三穴；④呃逆：加翳风、素髎、攒竹、膈俞；⑤便秘：加通便三穴、中腹部四穴、腹结、支沟、大肠俞。

肺系病症：配心肺区、尺泽。①咳嗽、咳痰、气喘：加鱼际四穴、天突；②哮喘发作期：加大杼、风门、天突、孔最、定喘、丰隆；缓解期：加祛痰化浊四穴。

（2）功效主治：中气亏虚病证：配外四神聪透百会、补三气穴、脾俞。①久泻久痢：加天枢、命门、大肠俞、足阳明四穴；②重症肌无力：加相关经筋处的阿是穴、肌腹组穴（即针刺穴位主要位于肌腹，用于调节肌肉状态的组穴，如肱二头肌三穴、肱三头肌三穴、股前九穴、股后五穴）；③胃下垂：加上脘、胃俞；④肾下垂：加肾俞、京门；⑤子宫下垂：加倒三角、次髎、提托；⑥脱肛：加长强、天枢、大肠俞。

【刺灸方法】 诸穴均向下 70°~80° 斜刺 1.0~1.2 寸，或深刺 2.0~3.0 寸。"六腑以通为用，以降为顺"，故腹部腧穴多向下斜刺，有助于腑气之通降。深刺时可穿透腹壁而达胃前壁，不留针，不行手法，每次一般只深刺 1 穴，然后再用 1.5 寸毫针斜刺留针。两组穴位在治疗过程中可交替使用，以减少腧穴的耐受性。

【组穴方解】 "中气者，阴阳升降之枢轴，所谓土也"，中气是指中焦脾胃之气和脾胃等脏腑对饮食物的消化运输、升清降浊等生理功能，是对脾胃生理功能的高度概括，"盖中气者，脾胃之气也"（《医方考》）。脾胃主中央而运四维，脾升胃降，斡旋上下，对饮食物进行消化、吸收和输布，为机体的生命活动提供精微物质。若中土失调，则失其升降运化之职，致使上热下寒，心肺上逆而气火弥漫于上，肝肾下陷而精血寒滑于下，正气衰而百病起。以上腧穴通过数学的对角线原理和中线原理分成两组交替使用，即中气法Ⅰ和中气法Ⅱ，以复脾胃升降之用，同时还可减少腧穴的耐受性。具体应用时也常将胃脘分布区的其他腧穴酌情配合使用。

运中气穴皆在中焦脾胃之所居，且两组穴均在任脉及胃经近部选穴，相须而用可以加强治疗效果。两组穴中主穴中脘既是胃之募穴，又是八会穴之腑会，乃"手太阳、足阳明、少阳、任脉之交"，可治六腑病并能调所会经脉之失常。

就解剖而言，胃的体表投影贲门位于 T_{11} 左侧，幽门约在 L_1 右侧，胃大弯的最低点可在肚脐平面上，胃体则主要分布在左季胁区。运中气穴组成的方形恰巧分布在胃的体表投影处，这为治疗脾胃病提供了必要的解剖生理学基础。中气法Ⅰ由巨阙、中脘、下脘、梁门组成，"溢饮胁下坚痛，中脘主之"，"上脘、中脘，治九种心痛"，心痛即胃脘痛之古称之一。巨阙为心之募穴，"心主之宫城也"，此组穴能宽胸理气祛痰，作为治疗痰凝心脉所致的心悸、胸痛的主穴，可与调心神三穴配合使用。又因其具祛痰消积、益气养血、健脾养胃之功，可作为气血不足或者痰蒙神窍引起的失眠、癫痫、头晕的辅穴。脾为生痰之源，肺为储痰之器，"或针痰，先刺中脘、三里间"，运中气穴通过健脾养胃可达培土生金以化痰止咳之效，又为治疗脾虚咳痰的治本之法。

尤怡说："欲求阴阳之和者，必于中气。"运中气穴可益气养血、健脾养胃，犹中药方剂之补中益气汤，故适用于中气虚弱导致的脏器下垂、慢性疲劳综合征、荨麻疹等病症，同时可配合俞募配穴、足阳明四穴、脾胃区以加强疗效。或选用背部走罐、艾灸等方法外通经络、内调脏腑，对于脏器下垂尤其是子宫下垂的患者还可配合外四神聪透百会、丹田三穴、胞宫七穴等进行治疗。

妊娠恶阻多由冲气上逆、胃失和降所致，"冲为血海，任主胞胎"，冲脉起于胞中而隶属阳明，冲气循经上逆犯胃，胃失和降则见恶心不欲饮食。运中气穴虚可补，实可泻。中脘、下脘本属任脉，冲任同起胞宫，调理脾胃即可调节任脉，因此运中气穴可作为妊娠呕吐的主穴使用，但由于孕妇属于特殊群体，建议前 3 个月使用，当胎位平脐时便不再适用。

丹田三穴

【穴位组成】气海　石门　关元

【腧穴定位】

气海　任脉腧穴，在下腹部，脐中下 1.5 寸，前正中线上。

石门　任脉腧穴，在下腹部，脐中下 2 寸，前正中线上。三焦之募穴。

关元　任脉腧穴，在下腹部，脐中下 3 寸，前正中线上。小肠之募穴，任脉、足三阴经、冲脉之交会穴。

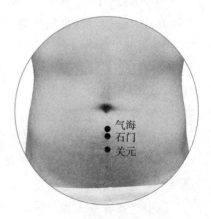

【解剖位置】三穴之下为小肠之投影。小肠分布于腹腔的中部和下部，周围为大肠所环抱，空肠主要位于腹腔的左上部（左腹外侧区和脐区），上接十二指肠，回肠主要位于腹腔的右下部（脐区和右腹股沟区），下接盲肠。

【取穴方法】参照定位取穴。

【主治病证】

功效主治：元气不足所致的生殖、泌尿、肺系、脾胃等病症；腰痛、虚劳、四肢逆冷、小儿囟门不合等肾气亏虚所致病症。

【随症配穴】

功效主治

元气不足证：配补元气穴、足三里、肾俞、腰阳关、命门。①生殖系统病症：加胞宫七穴、调冲四穴、足三阴七穴；②泌尿系统病症：加净府五穴、前阴病四穴、足三阴七穴、秩边透水道；③肺系病症：加心肺区、膏肓、膻中、尺泽；④脾胃病症：加运中气穴、足阳明四穴、内关。

肾气亏虚证：配肾区、倒三角、太溪、足三里、三阴交。①腰痛：加阿是穴、腰痛穴、委中；②小儿囟门不合：加捏脊法。

【刺灸方法】 三穴均向下 70°~80° 斜刺 1.0~1.2 寸，同时配合弩法，即以患者内衣顺势按压针身。

【组穴方解】《难经·六十六难》："脐下肾间动气者，人之生命也，十二经之根本也。"杨玄操注："脐下肾间动气者，丹田也。丹田者，人之根本也。"丹田与人体生命活动的关系最为密切，是"性命之祖，生气之源，五脏六腑之本，十二经脉之根，阴阳之会，呼吸之门，水火交会之乡"，它是人体的中心，任脉、督脉、冲脉三脉经气运行的起点，十二经脉也都直接或间接通过丹田而输入本经，再转入本脏。丹田是真气升降开阖之基，也是男子藏精、女子养胎之所。人的元气发源于肾，藏于丹田，借三焦之道，周流全身，以推动五脏六腑的功能活动。人之生息全赖丹田元气盛衰。丹田元气充实旺盛，就可以调动人体潜力，使真气能在全身循环运行。意守丹田，就可以调节阴阳，沟通心肾，使真气充实畅通周身经脉，恢复先天生理机能。

腹部脐下的阴交、气海、石门、关元四个穴位都别称"丹田"。《备急千金要方》云："其丹田在脐下三寸"，丹田即关元穴，"当人身上下四旁之中，故又名大中极，为男子藏精，女子蓄血之处也"，故它是治疗上述诸症的主穴。《验方新编》："丹田穴，在脐下一寸五分，即气海穴，任脉，属肾经"，气海为元气之海，"凡脏气虚惫，及一切真气不足，久疾不瘥，皆宜灸之"，主治脏器虚惫诸证。气海穴补之可益肾助肺、益气固崩、化气行水，以治气虚不足引起的咳嗽、气喘、短气、中风脱证、中暑脱证、遗尿等症；泻之可行气化湿、利尿通淋，治癃闭、淋证等。"丹田一穴，在脐下二寸"（《太平圣惠方》），丹田即石门穴，可调补三焦、气化水液。"石"有针砭之意，门可引申为针刺之所，即本穴是针灸治病的重要腧穴，而《针灸甲乙经》所言"女子禁不可刺灸中央，不幸使人绝子"，此说稍有偏颇。对腧穴名称的不同解释，意义迥异，我们认为石门补元气的作用与气海、关元等同。取气海、石门和关元三穴合用称为"丹田三穴"，以治元气不足或肾气亏虚所致诸症。

净府五穴

【穴位组成】 曲骨　曲骨Ⅰ　曲骨Ⅱ

【腧穴定位】

曲骨　任脉腧穴，在下腹部，耻骨联合上缘，前正中线上。任脉、足厥阴经交会穴。

曲骨Ⅰ　经外奇穴，在下腹部，耻骨联合上缘中点旁开 1.5 寸。

曲骨Ⅱ　经外奇穴，在下腹部，耻骨联合上缘中点旁开 3 寸。

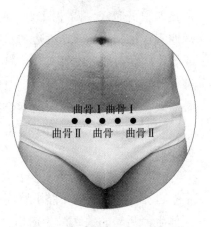

【解剖位置】 三穴位于泌尿、生殖器官所分布区域，曲骨下为膀胱，女性穴下有子宫。根据膀胱的体表投影，又将曲骨穴延伸至旁开 1.5 寸和 3 寸。

【取穴方法】 曲骨穴位于前正中线上，耻骨联合上缘的中点处。曲骨Ⅰ位于曲骨旁开 1.5 寸。曲骨Ⅱ位于曲骨旁开 3 寸。

【主治病证】

部位主治：遗尿、癃闭、淋证等泌尿系病症；遗精、阳痿、早泄、痛经、带下等生殖系病症。

【随症配穴】

部位主治：泌尿生殖系病症：配前阴病四穴、肾区、足三阴七穴、丹田三穴。①遗尿、癃闭、淋证：加秩边透水道；②遗精、阳痿、早泄：加固精四穴、秩边透水道、会阳；③月经不调、痛经：加调冲四穴、血海、地机、章门；④带下：加冲门三穴、带脉。

【刺灸方法】 ①尿潴留的患者，取 2.5 寸毫针向会阴部平刺；②对于其他疾病可向下斜刺 45°~60°，生殖系病症可捻转提插使针感向会阴部窜行，留针同时配合弩法，即以患者内衣顺势按压针身，可加强针感。

【组穴方解】 膀胱的募穴为中极，然从现代解剖学的角度来看，曲骨穴则更接近膀胱，它的深部即为膀胱所在，针刺该穴可更直接地疏利膀胱功能。在此基础之上，根据膀胱及生殖器官的体表投影，又将曲骨穴向外旁开 1.5 寸和 3 寸之处，分别称之为曲骨Ⅰ、曲骨Ⅱ，三穴同用以调节"净府之官"膀胱的功能，故有"净府五穴"之名。

曲骨能有效调节膀胱疏利气化的功能，治疗膀胱不利所致诸疾。《针灸甲乙经》说："膀胱胀者，曲骨主之。小便难，水胀满，溺出少，胞转不得溺，曲骨主之。"《千金翼方》复言："水肿胀，灸曲骨百壮。"临床多在辨证论治的基础上选用净府五穴，酌加中极、关元、三阴交等穴治疗泌尿系统病症。同时发现净府五穴在针刺捻针时，均能使膀胱肌收缩，内压上升。

曲骨为"任脉、足厥阴之会"，任脉"起于胞中，下出于会阴"，足厥阴经"绕阴器而抵少腹"，肝主筋，宗筋亦为其所主，"宗筋弛纵，发为筋痿，及为白淫"。净府五穴又邻近男女生殖器官，"腧穴所在，主治所在"，故可作为治疗男性生殖系统病症如遗精、阳痿、早泄的主穴；又可兼治妇科病症之痛经、带下、月经不调，临床上可与胞宫七穴进行交替使用。

胞宫七穴

【穴位组成】中极　子宫Ⅰ　子宫Ⅱ　子宫Ⅲ

【腧穴定位】

中极　任脉腧穴，在下腹部，脐中下4寸，前正中线上。膀胱募穴，任脉、足三阴经交会穴。

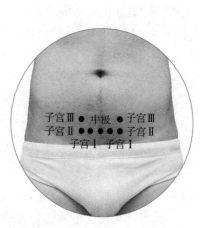

子宫Ⅰ　经外奇穴，在下腹部，脐中下4寸，中极旁开1.5寸。

子宫Ⅱ　经外奇穴，在下腹部，脐中下4寸，中极旁开3寸。

子宫Ⅲ　经外奇穴，在下腹部，脐中下3寸，关元旁开3寸。

【解剖位置】胞宫七穴位于少腹部，穴位下体表投影中有盆腔脏器，毗邻髂窝，左侧为乙状结肠髂窝，右侧为盲肠。局部浅层分布有腹壁浅动、静脉分支和腹壁下动、静脉分支、髂腹下神经等，深层分布有髂腹股沟神经的肌支和腹壁下动脉。

【取穴方法】中极穴位于脐下4寸前正中线上。子宫Ⅰ穴位于耻骨联合中上1寸与骨盆外侧壁连线的中点，即中极旁开1.5寸。子宫Ⅱ穴，位置毗邻髂窝，即中极旁开3寸。子宫Ⅲ即卵巢穴，位于子宫Ⅱ穴上1寸。

【主治病证】

部位主治：月经不调、痛经、带下、阴挺、不孕等妇科病症；小便不利、遗尿等泌尿系统病症。

【随症配穴】

部位主治

妇科病症：配丹田三穴、三阴交。①月经不调：配血海、章门、带脉。实热证：加太冲、行间；虚热证：加滋阴三穴；气虚证：加足三里、脾俞、脾胃区、补三气穴；寒证：加归来、命门；肝郁：加行间、期门、阳陵泉、逍遥五穴。②痛经：配次髎。气滞血瘀者：加逍遥五穴、化瘀四穴；寒凝血瘀者：加化瘀四穴、归来、肾俞、命门、腰阳关；气血虚弱者：加足三里、血海、补气养血三穴；肝肾亏虚者：加肝俞、肾俞、滋阴三穴。③带下病：配肾区、冲门。脾肾两虚者：加脾俞、阴陵泉、复溜、太溪；肝胆湿热者：加章门、带脉、足三阴七穴。

泌尿系统病症：配净府五穴、秩边透水道、肾区、阴股三穴、冲门三穴、足三阴七穴。

【刺灸方法】 向会阴部 60° 斜刺 1.0~1.5 寸，中极穴以针感传到会阴部为度，其他穴要求局部有酸胀感。

【组穴方解】 目前对子宫穴的定位描述是中极旁开 3 寸，但一直存在一些争议。据考证，其雏形最早应见于《千金翼方》，书中卷二十六《妇人》记载："胞下垂，注阴下，灸夹玉泉三寸，随年壮三报之"，玉泉即为中极穴，"夹"意为在两者之间，取"夹缝""夹道"之意。书中记载的子宫穴位置与中极相平，之间相距 3 寸（即在中极旁开 1.5 寸）。结合体表投影与解剖观察，中极穴下为盆腔脏器；耻骨联合上 1 寸与骨盆外侧壁连线的中点，即中极旁开 1.5 寸，穴下为盆腔脏器；而中极旁开 3 寸的子宫穴位置毗邻髂窝，左侧穴下为乙状结肠髂窝，右侧穴下为盲肠。经反复临床实践发现，中极穴与上述子宫穴配合使用疗效更为明显，因此我们分别命名中极旁开 1.5 寸为子宫 I，中极旁开 3 寸为子宫 II，子宫 II 上 1 寸子宫 III，合称"胞宫七穴"。

此组穴均位于下腹部，为膀胱、子宫、输卵管、卵巢等解剖位置的体表投影处，是治疗泌尿系、男女科生殖诸疾的常用穴。临床上此组穴采用齐刺法，即多针齐刺作用于小腹部以增强针感，加强疗效，主要用于治疗月经不调、痛经等妇科诸疾，常配合灸法使用。此外，治疗泌尿系统病症可以与净府五穴交替使用。

通便三穴

【穴位组成】 五枢　维道　大横

【腧穴定位】

五枢　胆经腧穴，在下腹部，横平脐下 3 寸，髂前上棘内侧。足少阳、带脉交会穴。

维道　胆经腧穴，在下腹部，髂前上棘内下 0.5 寸。足少阳、带脉交会穴。

大横　脾经腧穴，在腹部，脐中旁开 4 寸。足太阴、阴维脉交会穴。

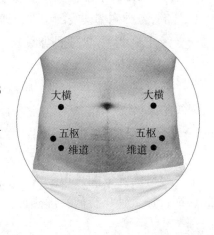

【解剖位置】五枢、维道位于髂前上棘，局部为腹内、外斜肌及腹横肌，有旋髂浅、深动静脉，布有髂腹下神经、髂腹股沟神经。大横穴下对腹外斜肌肌部，有第10肋间动静脉、第10肋间神经。三穴体表投影位于结肠部位，左侧五枢、维道位于降结肠分野。

【取穴方法】参照定位取穴。

【主治病证】

（1）功效所治：大便秘结不通。

（2）部位主治：带下、月经不调等妇科病症。

【随症配穴】

功效所治：①肠胃积热：加内庭、合谷；②气机郁滞：加太冲、合谷、期门；③阴亏血少：加脾俞、三阴交、照海；④脾胃气虚：加关元、足三里、胃俞；⑤老年肾阴虚证：加灸肾俞、气海、足三里；⑥中风后气机郁滞：加关元、足三里、下巨虚。

【刺灸方法】直刺1.5寸，可灸。对于便秘的患者，可用3.0寸长针深刺左侧的五枢、维道，不留针。

【组穴方解】便秘是临床上最常见的慢性消化道症状，主要表现为排便次数减少、排便困难或粪便过硬，属中医学"脾约""阳结""阴结"范畴。西医学认为，降结肠始于结肠左曲，沿腹腔左外侧贴腹后壁向下，至左髂嵴处续乙状结肠。功能性便秘主要是由于结肠动力低下，结肠传输时间延长，从而引起的排便次数减少、粪便量减少、粪便干结、排便费力的病症。

左侧五枢、维道、大横穴的解剖结构正处于降结肠的分野处。五枢、维道都是足少阳胆经穴，肝胆疏泄不利，则气滞肠腹不通，针刺胆经腧穴以疏泄肝胆，行气通腑；大横是足太阴脾经穴，脾虚则运化无能，针刺脾经腧穴以行脾健运，糟粕下至大肠，得运化之力而出。三穴相辅为用，行肝胆疏泄之气，健脾胃运化之力，通三焦气机，升清降浊以助便排出，畅通肠腹之气。

针刺五枢、维道、大横可以对便秘起到"急则治其标"的作用，此组穴可治疗各种类型便秘。如对于长期卧床，尤其是脑血管疾病患者，针刺时配合通便三穴可在很大程度上缓解便秘症状。

此外，五枢、维道又为足少阳胆经与带脉的交会穴，故可治带脉之病，五枢可治"妇人赤白带下"，维道可治"水肿，三焦不调，不嗜食"。五枢、维道、大横均位于小腹部，"腧穴所在，主治所在"，故其也可用于治疗月经不调等妇科疾病。

第三节　背腰部组穴

肩胛冈三穴

【穴位组成】肩胛冈三穴

【腧穴定位】

肩胛冈三穴　位于肩胛冈上，在外侧端与内侧端的连线上，平分四等份。外 1/4 与内 3/4 的交点、连线的中点、外 3/4 与内 1/4 的交点，共三穴。

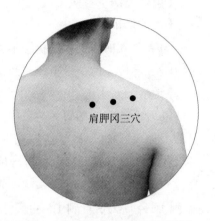

肩胛冈三穴

【解剖位置】肩胛冈浅层布有斜方肌中束，深层为冈上肌。旋肱后动脉和腋神经也在此有分支。斜方肌起自枕外隆突、项韧带和全部胸椎棘突，中部肌束止于肩胛冈，其主要作用是内收肩胛骨。冈上肌位于斜方肌深层，起自冈上窝，经肩峰深面，止于肱骨大结节上部，可使肩关节外展。

【取穴方法】参照定位取穴。

【主治病证】

（1）部位主治：肩背部疼痛、肩部活动受限。

（2）功效主治：中风后上肢不遂、颈项僵痛。

【随症配穴】

（1）部位主治：肩背部疼痛：配肩胛四穴、肩五穴。

（2）功效主治：①中风后上肢不遂：配肱二头肌三穴、肱三头肌三穴；②颈项僵痛：配颈夹脊、项中四穴。

【刺灸方法】沿肩胛冈平刺 0.5~0.8 寸，以针尖抵至肩胛冈为度。

【组穴方解】肩胛冈三穴下浅层分布斜方肌中束，该肌起自枕外隆突、项韧带和全部胸椎棘突，中部肌束止于肩胛冈，其主要作用是内收肩胛骨。深层有冈上肌分布，起自冈上窝，经肩峰深面，止于肱骨大结节上部，可使肩关节外展。肩胛冈三穴刺中斜方肌和冈上肌，使针尖刺到肩胛冈上，能使肌肉、肌腱及粘连组织的缺血缺氧状态改善，以减轻疼痛，提高肩关节活动度，治疗肩外展障碍。

临床上肩胛冈三穴常与肩五穴相互配合应用。肩五穴是针刺三角肌的肌腹部分，而肩胛冈三穴针刺中斜方肌与冈上肌。此组穴位于骨质上方，平刺安全，可与肩胛四穴交替使用，治疗中风后肩关节外展障碍和上肢运动障碍。

肩胛四穴

【**穴位组成**】天宗　秉风　曲垣　巨骨

【**腧穴定位**】

天宗　小肠经腧穴，在肩胛区，肩胛冈中点与肩胛骨下角连线上 1/3 与下 2/3 交点凹陷中。

秉风　小肠经腧穴，在肩胛区，肩胛冈中点上方冈上窝中。

曲垣　小肠经腧穴，在肩胛区，肩胛冈内侧端上缘凹陷中。

巨骨　大肠经腧穴，在肩胛区，锁骨肩峰端与肩胛冈之间凹陷中。

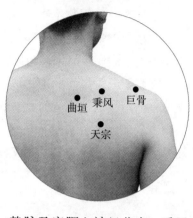

【**解剖位置**】天宗、秉风、曲垣、巨骨位于肩胛区。天宗在冈下窝中央冈下肌中，有旋肩动、静脉及肩胛上神经分支。秉风位于冈上窝中，浅层附有斜方肌，深层附有冈上肌，布有第 2 胸神经后支及肩胛上神经分支。曲垣位于肩胛冈内上端，斜方肌和冈上肌中，布有第 2、3 胸神经后支的皮支及伴行的动静脉，深层有肩胛上神经的肌支、肩胛上动静脉等。巨骨在斜方肌与冈上肌中，布有锁骨上神经分支、副神经分支，深层布有肩胛上动静脉、肩胛上神经。

【**取穴方法**】参照定位取穴。

【**主治病证**】

（1）部位主治：肩胛疼痛。

（2）经络主治：中风后肩关节运动障碍，肩凝症。

【**随症配穴**】

（1）部位主治：肩胛疼痛：配肩胛冈三穴。

（2）经络主治：中风后肩关节运动障碍：配肩五穴、肱二头肌三穴、肱三头肌三穴、合谷；肩凝症：配肩凝症五穴、肩五穴、大杼、曲池。

【**刺灸方法**】天宗刺至肩胛骨。秉风、曲垣向下斜刺 0.5~1.0 寸，使针尖达肩胛冈。巨骨直刺，使针尖达肱骨头。

【**组穴方解**】"小肠手太阳之脉，起于小指之端，循手外侧上腕，出踝中，直上循臂骨下廉……出肩解，绕肩胛，交肩上"，肩臂部是手太阳小肠经的循行所过部位。天宗、秉风、曲垣三穴属于小肠经腧穴，位于肩胛骨区，故可治疗肩胛疼痛等病症。天宗下布有冈下肌，可使肩部外旋，且秉风、曲垣二穴都在冈上窝中，此处正是冈上肌的起始位置，此肌损伤或有炎症，可出现肩部外展障碍。

巨骨为手阳明腧穴，大肠经"上臑外前廉，上肩，出髃骨之前廉，上出于柱骨之会上，下入缺盆"，其病则"肩前臑痛"。巨骨"在肩端之里两叉骨缝中"，下分布有上中斜方肌、冈上肌。冈上肌可使肩部外展，上中斜方肌有上举及内收肩胛骨的作用。且阳跷复上行肩膊外廉会本经于巨骨，主"偏风半身不遂，热风瘾疹，手臂挛急，捉物不得，挽弓不开，臂细无力，筋骨酸疼"（《铜人腧穴针灸图经》），故与小肠经上述肩部三穴同用称之"肩胛四穴"，以治中风后肩部外展外旋障碍等局部病症。临床多与肩胛冈三穴配合使用。

　　文献皆云秉风、曲垣可以直刺，但应严格掌握针刺深度。秉风接近肩胛切迹上缘，曲垣接近肩胛骨脊柱缘，二者的穴位解剖结构非常接近胸腔，鉴于此，主张向下斜刺，使针尖达肩胛冈。此法可刺中冈上肌起点，以缓解肩部外展困难，同时多配合阻力针法、火针或刺血拔罐等刺法。

心　肺　区

　　【穴位组成】心肺区夹脊穴　大杼　风门　肺俞　厥阴俞　心俞　督俞　膈俞　胃脘下俞　肝俞　胆俞

　　【腧穴定位】

　　心肺区夹脊穴　经外奇穴，在背部，第1胸椎至第10胸椎，后正中线旁开0.5寸。

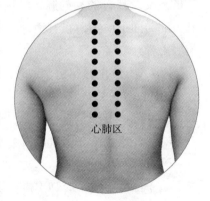

心肺区

　　大杼　膀胱经腧穴，在脊柱区，第1胸椎棘突下，后正中线旁开1.5寸。八会穴之骨会。

　　风门　膀胱经腧穴，在脊柱区，第2胸椎棘突下，后正中线旁开1.5寸。足太阳经、督脉之交会穴。

　　肺俞　膀胱经腧穴，在脊柱区，第3胸椎棘突下，后正中线旁开1.5寸。肺之背俞穴。

　　厥阴俞　膀胱经腧穴，在脊柱区，第4胸椎棘突下，后正中线旁开1.5寸。心包之背俞穴。

　　心俞　膀胱经腧穴，在脊柱区，第5胸椎棘突下，后正中线旁开1.5寸。心之背俞穴。

　　督俞　膀胱经腧穴，在脊柱区，第6胸椎棘突下，后正中线旁开1.5寸。

　　膈俞　膀胱经腧穴，在脊柱区，第7胸椎棘突下，后正中线旁开1.5寸。八会穴之血会。

　　胃脘下俞　经外奇穴，在脊柱区，第8胸椎棘突下，后正中线旁开1.5寸。

肝俞 膀胱经腧穴，在脊柱区，第9胸椎棘突下，后正中线旁开1.5寸。肝之背俞穴。

胆俞 膀胱经腧穴，在脊柱区，第10胸椎棘突下，后正中线旁开1.5寸。胆之背俞穴。

【解剖位置】心区的体表投影约平对第3~7胸椎，肺的体表投影为：两肺前缘的投影均起自锁骨内侧段上方2~3cm处，后缘约平第7颈椎；下缘在腋中线上与第8肋相交，在肩胛线上与第10肋相交，在接近脊柱时则平第10胸椎棘突。同时，本组穴位于背部，分布有斜方肌、菱形肌、上后锯肌、最长肌、背阔肌和髂肋肌等肌群，第1~10肋间动静脉与肋下动静脉背侧支，第1~11胸神经后支。

【取穴方法】第1胸椎棘突约平肩，两侧肩胛骨的下角平对第7胸椎棘突。取心肺区的腧穴时横向坐标可先确定第1、第7胸椎棘突的位置，再向下数椎体找到第1胸椎棘突至第10胸椎棘突。

【主治病证】

（1）部位主治：心悸、胸痹、失眠等心系病症；健忘、癫狂、痴呆等神志病症；咳嗽、哮喘、咳血等肺系病症。

（2）经络主治：肩背不舒、冠心病背部放射痛、胆心综合征、颈椎病。

（3）脏腑主治：腹胀、泄泻、痞满等胃肠病症；水肿、遗精等肾系病症。

（4）功效主治：荨麻疹、痤疮、湿疹等皮肤科病症。

【随症配穴】

（1）部位主治

心系病症：①心悸：加调心神三穴、补三气穴、巨阙；②胸痹：加调心神五穴（即调心神三穴加丘墟透照海）、紫宫、玉堂、膻中；③失眠：加四神聪、百会、神庭、悬钟、内关透间使。

神志病症：配百会、神庭、内关。癫狂：加胆经四透、透四关、脑空透风池、丰隆。

肺系病症：①咳嗽：加尺泽、鱼际、膻中、天突；痰盛气逆所致者加行气开郁三穴；②哮喘：加定喘、膻中、孔最；有痰者：加丰隆、阴陵泉；肝郁者：加内关、太冲；外感者：加大椎、风门、合谷；阴虚者：加滋阴三穴。

（2）经络主治：①肩背不舒：加腕掌侧三穴、条口透承山、阿是穴三棱针点刺或拔罐；②冠心病背部放射痛：加内关、郄门、膻中；③胆心综合征：配神门、内关；④神经根型颈椎病：配颈夹脊、合谷，若疼痛放射至桡侧加曲池，若疼痛放射至尺侧加小海。

（3）脏腑主治：①胃肠病症：配足阳明四穴、运中气穴，泄泻加三阴交、阴陵泉；②肾系病症：配肾区、太溪、命门。

（4）功效主治：湿疹：配血海、曲池、阳陵泉。

【刺灸方法】

（1）背俞穴透夹脊法：背俞穴向内斜刺60°~70°，针尖过夹脊穴抵至椎体。然后行捻转手法使局部酸胀，或产生针感沿肋间神经向胸前传导。

（2）走罐法：①肩胛"〕〔"形方案：首先自肩髎至大杼，然后沿膀胱经两侧线至膈俞、膈关，最后顺肩胛下角至腋后线。施术后产生的痧斑形似小"〕〔"形。主治手三阳及足太阳的经脉病症及其经脉相联系的脏腑病症。②上焦三角方案：从大椎至膈俞连线，及两膈俞连线，三线形成三角形区域。主治上焦病症、心肺疾病及督脉和足太阳经脉病症。

【组穴方解】心肺区属于脏腑投影取穴法，由心肺区夹脊穴及该区背俞穴组成。心肺段夹脊穴起自第1~10胸椎，主治心悸、胸痹、咳嗽、哮喘等心肺疾病。背俞穴为五脏六腑之气输注于背腰部的腧穴，是调节脏腑功能、振奋人体正气之要穴。肺俞、厥阴俞、心俞、督俞、膈俞、肝俞、胆俞等背俞穴恰为心肺等脏腑气血输注于背部之处，"十二俞，皆通于脏气"，并能主治相关脏腑病症。将背俞穴与心肺段夹脊穴联合应用，并配合特定刺法，命名为"心肺区"，以用于治疗心肺及其相关病症。

"心者，五脏六腑之大主也，精神之所舍也，其藏坚固，邪弗能容也。"心主血脉，全身脏腑组织赖心血濡养而维持其正常机能；主神明，能统摄精神，调节情志，对生命活动发挥着重要的协调和保护作用。肺为相傅之官，主治节。"诸血者皆属于心，诸气者皆属于肺"，心肺为病则君相失位，气血运行失调，"主不明，则十二官危，使道闭塞而不通，形乃大伤"，脾、胃、肾等受心影响，诸症蜂起。"子盗母气"则致脾失健运，津液输布失调，聚而生痰，出现咳喘痰多、不思饮食，倦怠乏力等症。"水火不济"则见失眠、心悸、怔忡、畏寒肢冷、水肿、腰膝酸软、梦遗滑精等症，肺气久虚，久病及肾，肾不纳气之症皆可辨证选用心肺区腧穴进行治疗。"心之合脉也，其荣色也"，其华在面，"肺之合皮也，其荣毛也"，其华在皮，心肺不荣则瘙痒、疔疮、痤疮等症泛起。又心肺区位于君相体表投影所在部位，所以调心肺则五脏六腑皆安，是故主治诸症。

肝 胆 区

【穴位组成】肝胆区夹脊穴　膈俞　胃脘下俞　肝俞　胆俞　脾俞　胃俞三焦俞　肾俞

【腧穴定位】

肝胆区夹脊穴　经外奇穴，在背部，第7胸椎至第2腰椎，后正中线旁开0.5寸。

膈俞 膀胱经腧穴，在脊柱区，第 7 胸椎棘突下，后正中线旁开 1.5 寸。八会穴之血会。

胃脘下俞 经外奇穴，在脊柱区，第 8 胸椎棘突下，后正中线旁开 1.5 寸。

肝俞 膀胱经腧穴，在脊柱区，第 9 胸椎棘突下，后正中线旁开 1.5 寸。肝之背俞穴。

胆俞 膀胱经腧穴，在脊柱区，第 10 胸椎棘突下，后正中线旁开 1.5 寸。胆之背俞穴。

脾俞 膀胱经腧穴，在脊柱区，第 11 胸椎棘突下，后正中线旁开 1.5 寸。脾之背俞穴。

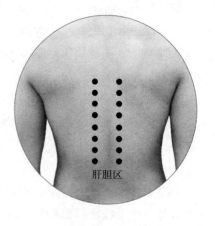
肝胆区

胃俞 膀胱经腧穴，在脊柱区，第 12 胸椎棘突下，后正中线旁开 1.5 寸。胃之背俞穴。

三焦俞 膀胱经腧穴，在脊柱区，第 1 腰椎棘突下，后正中线旁开 1.5 寸。三焦之背俞穴。

肾俞 膀胱经腧穴，在脊柱区，第 2 腰椎棘突下，后正中线旁开 1.5 寸。肾之背俞穴。

【解剖位置】肝胆区的体表投影约平第 7 胸椎至第 2 腰椎。本组穴位于背部，分布有最长肌、背阔肌和髂肋肌等肌群，第 7~11 肋间动静脉与肋下动静脉背侧支，第 1~2 腰动静脉背侧支，第 7~12 胸神经后支，第 1~3 腰神经后支。

【取穴方法】两侧肩胛骨的下角平对第 7 胸椎棘突。取肝胆区的腧穴时横向坐标可以先确定第 7 胸椎棘突的位置，再向下数椎体找到第 8 胸椎棘突至第 2 腰椎棘突。

【主治病证】

（1）部位主治：胆囊炎、胆石症、胁痛、蛇串疮等胁肋部病症。

（2）功效主治：眩晕、头痛、头摇震颤、面肌痉挛、双目干涩、视物模糊、失眠多梦等头面神志病症；缺乳、乳腺增生、乳房痛等乳房病症；闭经。

【随症配穴】

（1）部位主治：①胆囊炎：配肝俞、胆俞、日月、阴陵泉；②胆石症：配右日月、右期门、支沟、阳陵泉、足三里、太冲、丘墟、阿是穴、胆囊穴；③胁痛：配肝俞、胆俞、阴陵泉、合谷、膻中；④蛇串疮：加局部刺络拔罐、合谷、大椎。

（2）功效主治：平肝息风：配太冲、风池、阳陵泉、涌泉、百会。①头痛、眩晕：加悬颅、颔厌、侠溪；②舌强语蹇、口舌歪斜：加水沟、廉泉、金津、玉液；③风中经络之半身不遂：加曲池、合谷、环跳、风市；④暴盲，伴手足麻木，头晕耳鸣，烦躁易怒，舌红脉弦者：加睛明、瞳子髎、光明；高热、抽搐者：加大椎、行间、筋缩。

养血柔肝：配太冲、太溪、三阴交、足三里。①眩晕：加四神聪透百会、风池、神庭；②头摇震颤、面肌痉挛：加合谷、水沟；③胁痛：加支沟、阳陵泉；④月经量少、经闭：加子宫、归来、次髎；⑤双目干涩、视物模糊：加风池、目窗透头临泣、睛明；⑥失眠多梦：加神门、心俞。

乳房病症：①缺乳：加乳病六穴、足阳明四穴；②乳腺增生：加期门、膻中、肩井、太冲透涌泉。

【刺灸方法】

（1）背俞穴透夹脊法：背俞穴向内斜刺 60°~70°，针尖过夹脊穴抵至椎体。然后行捻转手法使局部酸胀，或产生针感沿肋间神经向胸前传导。还可以用留罐法和走罐法。

（2）走罐法：采用中焦方形方案：肝俞至三焦俞连线，两侧肝俞、三焦俞连线，四线形成方形区域。主治中焦病症、肝脾胃疾病及足太阳的经脉病症。

【组穴方解】肝胆区的体表投影约平第 7 胸椎至第 2 腰椎。肝胆段夹脊穴位于下胸段，可治疗胃痛、腹痛、呃逆、泄泻等胃肠病症，又为肝胆区脏腑投影，故可治疗胁痛、头痛、眩晕、黄疸等肝胆病症。肝俞、胆俞等背俞穴恰为肝胆等脏腑气血输注于背部之处，主治相关脏腑病症。"肝者，将军之官，谋虑出焉""胆者，中正之官，决断出焉"。胆附于肝，有经脉互为络属，构成表里关系，《类经·脏象类》说："胆附于肝，相为表里，肝气虽强，非胆不断，肝胆同济，勇敢乃成"。将肝胆段背俞穴与夹脊穴联合应用，并配合特定此法，称为"肝胆区"，并将之用于治疗肝胆及其相关病症。

脾 胃 区

【穴位组成】脾胃区夹脊穴　肝俞　胆俞　脾俞　胃俞　三焦俞　肾俞

【腧穴定位】

脾胃区夹脊穴　经外奇穴，第 11 胸椎至第 1 腰椎，后正中线旁开 0.5 寸。

肝俞　膀胱经腧穴，在脊柱区，第 9 胸椎棘突下，后正中线旁开 1.5 寸。肝之背俞穴。

胆俞　膀胱经腧穴，在脊柱区，第 10 胸椎棘突下，后正中线旁开 1.5 寸。胆之背俞穴。

脾俞　膀胱经腧穴，在脊柱区，第 11 胸椎

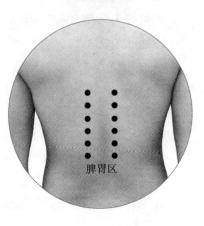

脾胃区

棘突下，后正中线旁开 1.5 寸。脾之背俞穴。

胃俞 膀胱经腧穴，在脊柱区，第 12 胸椎棘突下，后正中线旁开 1.5 寸。胃之背俞穴。

三焦俞 膀胱经腧穴，在脊柱区，第 1 腰椎棘突下，后正中线旁开 1.5 寸。三焦之背俞穴。

肾俞 膀胱经腧穴，在脊柱区，第 2 腰椎棘突下，后正中线旁开 1.5 寸。肾之背俞穴。

【解剖位置】脾位于左季肋区，约平第 9~11 肋，其长轴与第 10 肋一致。胃的体表投影：贲门约在第 11 胸椎的左侧，幽门约在第 1 腰椎的右侧，胃充满到中等程度时，约 3/4 位于左季肋区，1/4 位于腹上区。本组穴位于背部，分布有最长肌、背阔肌和髂肋肌等肌群，第 9~12 肋间动静脉和肋下动静脉背侧支，第 1~2 腰动静脉背侧支，第 9~12 胸神经及第 1~2 腰神经后支。

【取穴方法】两侧肩胛骨的下角平对第 7 胸椎棘突。取脾胃区的腧穴时横向坐标可以先确定第 7 胸椎棘突的位置，再向下数椎体找到第 9 胸椎棘突至第 2 腰椎棘突。

【主治病证】

（1）部位主治：腹胀腹痛、呕吐嗳气、便秘、泄泻等胃肠病症。

（2）功效主治：胃下垂、脱肛、阴挺等中气下陷病症；崩漏、便血、衄血等血证。

【随症配穴】

（1）部位主治：①恶心呕吐：加运中气穴、足阳明四穴、内关、膈俞；②胃脘痛：加太冲、梁丘；③单纯性肠梗阻：加足阳明四穴、天枢、大横、气海、中脘、阿是穴；④腹痛腹泻：加天枢、上巨虚、丰隆；⑤脾虚湿盛所致头重昏蒙、肢体困重，纳呆胸闷：加阴陵泉、中脘、足三里、外关、内关、头维。

（2）功效主治：健脾益气：配足三里、气海、太白。①胃下垂：加提托、胃底部阿是穴、百会；②脱肛：加大肠俞、长强；③阴挺：加灸百会、关元、子宫；④崩漏、便血、衄血：加隐白、血海。

【刺灸方法】背俞穴透夹脊法：背俞穴向内斜刺 60°~70°，针尖过夹脊穴抵至椎体。然后行捻转手法使局部酸胀，或产生针感沿肋间神经向胸前传导。还可以用留罐法和走罐法。

【组穴方解】脾胃区属于脏腑投影取穴法，由该区夹脊穴、背俞穴等组成。脾胃段夹脊穴属下胸部，主治胃痛、呕吐、痞满、呃逆、腹痛、泄泻、便秘等胃肠病症。该区背俞穴恰为脾胃等脏腑气血输注于背部之处，故能主治相关脏腑病症。根据背腰部分区方法，将此段背俞穴与夹脊穴联合应用，并配合特定刺法，称之为"脾胃区"，用于治疗脾胃及其相关病症。

"脾胃者，仓廪之官，五味出焉"，脾主运化水谷精微，胃主受纳腐熟水谷，二者一脏一腑，升降出入，燥湿相济，共同完成对饮食五味的传化过程，故脾胃对水谷精微的运化输布起着重要的作用，故《临证指南医案》中说："太阴湿土得阳始运，阳明燥土得阴自安"。然脾胃为后天之本，其升降运化失常则百病丛生，正所谓"百病皆由脾胃衰而生"。脾胃区内应脏腑，外联经络，故可用之补脾胃以御肝之木旺，治脾胃所生诸疾。土生金，又能疗咳嗽、痰多等肺系病症。

肾 区

【穴位组成】胃俞　三焦俞　肾俞　气海俞　大肠俞　关元俞　胃仓　肓门　志室　悬枢　命门　腰阳关

【腧穴定位】

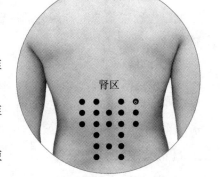

胃俞　膀胱经腧穴，在脊柱区，第12胸椎棘突下，后正中线旁开1.5寸。胃之背俞穴。

三焦俞　膀胱经腧穴，在脊柱区，第1腰椎棘突下，后正中线旁开1.5寸。三焦之背俞穴。

肾俞　膀胱经腧穴，在脊柱区，第2腰椎棘突下，后正中线旁开1.5寸。肾之背俞穴。

气海俞　膀胱经腧穴，在脊柱区，第3腰椎棘突下，后正中线旁开1.5寸。

大肠俞　膀胱经腧穴，在脊柱区，第4腰椎棘突下，后正中线旁开1.5寸。大肠之背俞穴。

关元俞　膀胱经腧穴，在脊柱区，第5腰椎棘突下，后正中线旁开1.5寸。

胃仓　膀胱经腧穴，在脊柱区，第12胸椎棘突下，后正中线旁开3寸。

肓门　膀胱经腧穴，在腰区，第1腰椎棘突下，后正中线旁开3寸。

志室　膀胱经腧穴，在腰区，第2腰椎棘突下，后正中线旁开3寸。

悬枢　督脉腧穴，在脊柱区，第1腰椎棘突下凹陷中，后正中线上。

命门　督脉腧穴，在脊柱区，第2腰椎棘突下凹陷中，后正中线上。督脉、带脉之交会穴。

腰阳关　督脉腧穴，在脊柱区，第4腰椎棘突下凹陷中，后正中线上。

【解剖位置】肾脏解剖位置位于脊柱两侧，左肾上端平第11胸椎下缘，下端平第2腰椎下缘，右肾比左肾略低半个椎体的高度。本组穴位于背腰部，分布有最长肌、背阔肌和髂肋肌，第12肋间动静脉、肋下动静脉背侧支，第1~3腰动静脉背侧支，第12胸神经后支，第1~5腰神经后支。

【取穴方法】两侧肩胛骨的下角平对第7胸椎棘突。两侧髂嵴最高点的连线通过第4腰椎棘突或者3、4腰椎棘突间隙，身体两侧的髋部可以摸到较大的骨骼，最高点之间的连线通过第4腰椎下。取肾区的腧穴时横向坐标可以先确定第7胸椎棘突及第4腰椎棘突的位置，再向上下推数椎体找到第12胸椎至第5腰椎。

【主治病证】

（1）部位主治：阳痿、早泄、遗精滑精等男科病症；经少等妇科病症；水肿、多汗、遗尿等水液代谢障碍病症。

（2）脏腑主治：咳嗽，泄泻，腹胀，头晕，胁痛。

（3）功效主治：健忘、耳鸣、耳聋等头面五官病症。

【随症配穴】

（1）部位主治：①温补肾阳：配气海、关元；②补肾益气：配气海、三阴交；③补肾利水：配水分、水道、阴陵泉、三阴交；④滋养肾阴：配滋阴三穴、涌泉。

在上述辨证基础上配穴。①遗精、早泄、阳痿：加神门、大赫、中极、曲骨；②经少、闭经、崩漏、痛经：加胞宫七穴、次髎、归来；③小便频数而清，或尿后余沥不尽，或遗尿，尿失禁，或夜尿频多：加中极、膀胱俞、复溜、百会，若由前列腺肥大所致者，还可加取秩边透水道；④尿少：加净府五穴，先灸志室，后针曲骨；⑤腰脊酸软，下肢无力，不耐久劳，劳则加甚：加阿是穴、委中；⑥腰膝酸软而痛，畏寒肢冷，筋骨疼痛，骨脆易折：加大杼、悬钟、肝俞、阳陵泉；⑦老年性痴呆：加四神聪、神庭、丰隆、四关；⑧小儿五迟五软：加神阙、百会、身柱；⑨心悸失眠：加调心神三穴、神门、巨阙、心俞。

（2）脏腑主治：①短气喘促，呼多吸少，动则喘甚：配肺俞、膏肓；②大便溏薄，下利清谷：配天枢、公孙；③胃脘痛：配中脘、关门、巨阙、下脘；④眩晕：配外四神聪透百会。

（3）功效主治：久病耳鸣，耳中如蝉鸣：加翳风、耳屏前三穴。

【刺灸方法】

（1）背俞穴透夹脊法：膀胱经腧穴直刺1.5~2.5寸。督脉穴位直刺1.0~1.5寸。

（2）走罐法：①下焦"井"形方案：肾俞至大肠俞连线，两侧肾俞、大肠俞连线，四线相交形成"井"形区域。②腰骶"八"字方案：自大肠俞向下沿八髎穴外侧至臀外侧形成类似"八"字的区域。

【组穴方解】"肾者，作强之官，伎巧出焉"，肾精足则骨强体健、精巧多能。

"肾者主水，受五脏六腑之精而藏之，故五脏盛，乃能泻"，肾不仅藏先天之精，而且接受来自五脏六腑的后天之精，只有五脏精气充盛，肾才能泄精，因此说"肾者，主蛰，封藏之本，精之处也"，可见肾为脏腑阴阳之本、生命之源。肾脏位于脊柱两侧，左肾上端平第 11 胸椎下缘，下端平第 2 腰椎下缘，右肾比左肾略低半个椎体的高度，故肾区位于第 12 胸椎至第 3 腰椎的区域。在此范围的腧穴皆可治疗肾系病症及生殖系统病症以及腰肌劳损、腰椎间盘突出、骶髂关节疼痛等腰部疼痛类病症。凡由肾脏功能失调导致者，皆可选取局部之"肾区"以复机巧之能。

秩边透水道

【穴位组成】秩边　水道

【腧穴定位】

　　秩边　膀胱经腧穴，在骶区，横平第 4 骶后孔，骶正中嵴旁开 3 寸。

　　水道　胃经腧穴，在下腹部，脐中下 3 寸，前正中线旁开 2 寸。

【解剖位置】秩边在梨状肌下缘，布有臀下神经及股后皮神经，外侧为坐骨神经。水道当腹直肌及其鞘处，布有第 12 肋间神经。

【取穴方法】俯卧，平骶管裂孔，旁开后正中线 3 寸处取秩边。水道穴参照定位取穴。

【主治病证】

　　（1）部位主治：坐骨神经痛、下肢痹痛等腰腿臀痛病症。

　　（2）经络主治：①泌尿系疾患：尿频、尿崩症、遗尿、癃闭；②生殖系统疾患：阴痛、阳痿；③肛周疾患：痔疮。

【随症配穴】

　　（1）部位主治：①腰痛：配肾区组穴；②臀部痛：配臀三穴；③下肢痛：配股前九穴、股后五穴、小腿前外侧六穴；④坐骨神经痛：配环跳、殷门、委中、承山。

　　（2）经络主治：泌尿系病症：配前阴病四穴、净府五穴、肾区、阴股三穴、冲门三穴、足三阴七穴。①尿频：加腰阳关；②尿崩症：加丹田三穴、中极；

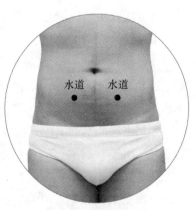

水道　水道

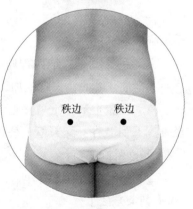

秩边　秩边

③遗尿：加丹田三穴、滋阴三穴、神阙；④癃闭：加丹田三穴、中极、大肠俞；生殖系统病症：配固精四穴（用于男科）、胞宫七穴（用于女科）；①阳痿：加丹田三穴、大肠俞、次髎。

【刺灸方法】①秩边治坐骨神经痛时，需深刺 3.0~4.0 寸以刺中坐骨神经；②秩边用于治疗泌尿系统和肛周疾患时，向内上斜刺 3.0~5.0 寸，行导气手法，使针感达会阴部和肛门，以"气至病所"为度，不留针；③秩边治疗生殖系统疾患时，在秩边穴下 1 寸的位置进针，针尖指向耻骨联合下缘，施以小幅度、高频率轻捻徐插手法，使针感放散至整个会阴部或龟头。

【组穴方解】秩边位于臀部，穴与中膂俞相对，"中膂者乃挟脊两行肉也，督脉行于脊之正中，而两旁膂肉挟之"。秩边又属足太阳经，"其支者……夹脊抵腰中，入循膂，络肾，属膀胱"，《灵枢·官针》言"病在中者，取以长针"，故秩边透水道进行长针深刺，可激发太阳经气，疏通膀胱经脉，且此穴为太阳经在背腰部的最后一穴，故有"秩边"之名，用于治疗膀胱经循行所过的腰骶部及下肢部病症。

水道穴深部相当于小肠并靠近膀胱，属下焦，为水道之所出，"三焦者，决渎之官，水道出焉"，善治各种水肿病。水为地之阴气，"巨阳者，诸阳之属也。故为诸阳主气也"，又"膀胱者，州都之官，津液藏焉，气化则能出矣"，水道当膀胱上系，功在治水。《灵枢·癫狂》篇指出："内闭不得溲，刺足少阴、太阳与骶上以长针。"肾与膀胱相表里，开窍于二阴，故秩边透水道可通闭利水，以治下腹部泌尿、生殖系统病症，《针灸甲乙经》言："三焦约，大小便不通，水道主之"，"小腹胀满，痛引阴中，月水至则腰脊痛，胞中瘕，子门有寒，引髋髀，水道主之"。

从解剖学看，秩边透刺水道时穿过臀大肌，到达梨状肌中央，沿坐骨神经内侧缘进入坐骨大孔，穿过骶丛神经，故可用于治疗腰腿部疾患；继续深刺到达骨盆侧壁的腹膜处，针尖到达盆丛神经前下部。在针刺过程中出现放射针感传到膀胱、会阴部和尿道，患者自觉盆腔内出现热、胀、松、快等感觉，可用于治疗泌尿生殖系统疾患。若刺激到肛周神经和肌肉，可用于治疗肛周疾患。该透穴取效的关键在于针感的"气至病所"，如治疗坐骨神经痛所致的下肢疾患时，秩边穴深刺 3.0~4.0 寸，刺中坐骨神经；如治疗泌尿系和肛周疾患时，行导气手法，使针感达会阴部和肛门，不留针。若治疗生殖系统疾患时，取在秩边穴下 1 寸的位置进针，使针尖指向耻骨联合下缘，小幅度、高频率轻捻徐插，使针感放散至整个会阴部或龟头，即患者自觉针感向前列腺区、睾丸、尿道、会阴等部位放散。

第四节　上肢部组穴

肩五穴

【穴位组成】肩髃　肩髎　肩头　肩前　肩后

【腧穴定位】

肩髃　大肠经腧穴，在三角肌区，肩峰外侧缘前端与肱骨大结节两骨间凹陷中。屈臂外展，肩峰外侧缘呈现前后两个凹陷，前面一个凹窝中即为此穴。手三阳经、阳跷脉交会穴。

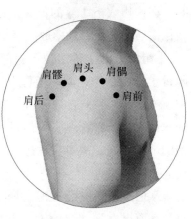

肩髎　三焦经腧穴，在三角肌区，肩峰角与肱骨大结节两骨间凹陷中。

肩头　经外奇穴，肩髃和肩髎连线的中点。

肩前　经外奇穴，肩髃和肱骨头前缘连线的中点。

肩后　经外奇穴，肩髎和肱骨头后缘连线的中点。

【解剖位置】肩五穴局部附着丰富的肌肉和肌腱，如三角肌、冈上肌、大圆肌、小圆肌、冈下肌、冈上肌肌腱、肱二头肌长头肌肌腱、背阔肌肌腱、肩胛下肌肌腱等。局部分布有锁骨上神经、腋神经、肩胛下神经、桡神经和旋肱后动静脉等。

【取穴方法】将上臂外展平举，肩关节部即可呈现出两个凹陷，前方凹陷处为肩髃穴，后方凹陷处为肩髎穴，余穴据此二穴定位。

【主治病证】

（1）部位主治：肩臂痛、肩凝症等肩部病症。

（2）经络主治：中风后上肢不遂。

【随症配穴】

（1）部位主治：肩部病症：配肩胛四穴或肩胛冈三穴、肩凝症五穴、曲池、外关、阿是穴。①肩前部疼痛加尺泽；②肩外侧部疼痛加合谷、偏历；③肩后侧部疼痛加后溪；④腋痛加极泉。

（2）经络主治：中风后上肢不遂：配肱二头肌三穴、肱三头肌三穴、前臂掌侧六穴、前臂背侧六穴等。

【刺灸方法】向下斜刺 1.0~1.5 寸，并施以阻力针法。或用火针点刺、刺络拔罐等刺灸法。

【组穴方解】肩五穴由肩髃、肩髎、肩头、肩前、肩后穴组成，其中肩髃穴属手阳明经，大肠经"上臑外前廉，上肩"，其病则"肩前臑痛"。肩髎是手少阳经穴，三焦经"循臑外，上肩，而交出足少阳之后"，其病为"耳后、肩、臑、肘、臂外皆痛，小指次指不用"。肩髃为阳跷脉交会穴，阳跷从下肢外侧上行头面，具有交通一身阴阳之气、调节肢体运动的作用，"阳跷为病，阴缓而阳急"，阳跷脉不足，则痿痹无力，因此肩髃、肩髎二穴常用来治疗肩臂疼痛等病症，"肩重不举，臂痛，肩髎主之"，"肩中热，指臂痛，肩髃主之"。

肩头、肩前、肩后为经验穴，与肩髃、肩髎同样位于三角肌上。三角肌呈三角形，分前、中、后三束，分别起自锁骨的外侧段、肩峰和肩胛冈，肌束逐渐向外下方集中，止于肱骨三角肌粗隆。三角肌主要作用是使肩关节外展，前部肌纤维收缩可使肩关节前屈并略旋内，后部肌纤维收缩可使肩关节后伸并略旋外。三角肌挛缩、三角肌内明显的纤维条索导致的肩关节内收或外展障碍可选用此组腧穴，或配合肩胛四穴，治疗肩背部病症。

中风所致上肢不遂及肩周炎患者肩关节的硬化和挛缩使关节及周围组织的内力改变，张力增加。受外力作用、风寒湿等环境因素影响，肩部肌腱、肌肉、关节囊、滑囊、韧带等组织出现拘紧、充血水肿、炎性细胞浸润、组织液渗出等病理改变，进一步造成肩部组织粘连、瘢痕、萎缩，广泛性粘连造成局部运动严重受限，而突出的受累病灶点多在肩袖、肱二头肌长头肌肌腱、肩部滑囊、喙肩韧带、喙肱韧带、肱横韧带等处。这些区域正对肩五穴所在区域，针刺这些穴位可缓解肌肉的粘连，疏通局部气血，故是治疗肩部病症及中风后上肢不遂的必选穴。需要说明的是，中风偏瘫的治疗应从大关节开始，患者的恢复多从大关节开始恢复。就上臂而言，恢复的顺序依次是肩、肘、腕、指。

肱二头肌三穴

【穴位组成】肱二头肌三穴

【腧穴定位】

肱二头肌三穴 腋前纹头与肘横纹中点的连线上，平分四等份，上 1/4 与下 3/4 的交点、连线的中点、上 3/4 与下 1/4 的交点，共三穴。

【解剖位置】肱二头肌有长、短二头，长头起于肩胛骨盂上粗隆，短头起于肩胛骨喙突，长、短二头于肱骨中部汇合为肌腹，下行至肱骨下端，集成肌腱止于桡骨粗隆和前臂筋腱膜。深层分布有肱肌，起自肱骨体下半部的前面，止于

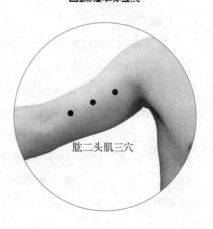

肱二头肌三穴

尺骨粗隆。局部分布有肱动脉、肱静脉、正中神经、尺神经、臂内侧皮神经、前臂内侧皮神经、肌皮神经等。

【取穴方法】在肱二头肌的肌腹中，做腋前纹头与肘横纹中点的连线，取上 1/4 与下 3/4 的交点，腋前纹头与肘横纹连线的中点和上 3/4 与下 1/4 的交点。

【主治病证】
部位主治：中风后上肢痿痹、前臂屈曲无力、肌张力亢进等上肢病症。

【随症配穴】
部位主治：上肢病症：配臂臑、曲池、外关、阿是穴。

【刺灸方法】向肱二头肌肌腹直刺 1.0 寸左右。对于中风后肌无力患者，此组穴常用点刺不留针法。

【组穴方解】肱二头肌与肱肌是肘关节的主要屈肌，肱二头肌连接肩胛骨和前臂的桡骨。近端固定时，肱二头肌使前臂在肘关节处屈曲和旋外，使上臂在肩关节处屈曲。远端固定时，肱二头肌使上臂向前臂靠拢。肱肌位于肱二头肌深面。该肌起自肱骨体下半部的前面，止于尺骨粗隆。肱二头肌、肱肌有手三阴经所过，手太阴肺经循"臑内"，有天府、侠白二穴。天府"在腋下三寸，臂臑内廉动脉中"，侠白"在天府下，去肘五寸动脉中"。手厥阴心包经"循臑内"，有天泉穴。《普济方·针灸》："心痛胸胁支满、咳嗽、膺痹、臂内廉痛。穴天泉……"手少阴心经循"臑内后廉"，有青灵穴，青灵"治肩臂不举，不能带衣"（《铜人针灸经》），"振寒胁痛，肩臂不举"（《类经图翼》）。

由于手三阴经循行在此所过的穴位较少，肱二头肌三穴常配合肱三头肌三穴，可缓解前臂屈伸无力及中风后上肢痿痹等相关病症。

肱三头肌三穴

【穴位组成】肱三头肌三穴

【腧穴定位】

肱三头肌三穴　腋后纹头与肘尖之间平分四等份，上 1/4 与下 3/4 的交点、连线中点、上 3/4 与下 1/4 的交点，共三穴。

【解剖位置】肱三头肌起点有三个头，长头起自肩胛骨关节盂的下方，外侧头起自肱骨后面桡神经沟的外上方，内侧头起自桡神经沟内下方，三头合成一个肌腹，止于尺骨鹰嘴。局部分布有臂外侧上皮神经、臂外侧下皮神经、臂后皮

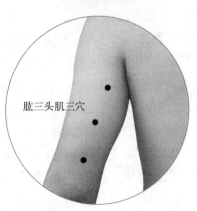

肱三头肌三穴

神经、前臂后皮神经、桡神经、尺神经和肱深血管等。

【取穴方法】在肱三头肌的肌腹上，将腋后纹头与肘尖之间连线，平分四等份，上 1/4 与下 3/4 的交点、中点、上 3/4 与下 1/4 的交点，共三穴。

【主治病证】

部位主治：肩部沉重、疼痛、麻木、活动受限，肩周炎等肩部病症；中风后上肢不遂；神经根型颈椎病。

【随症配穴】

部位主治：肩部病症：配肩五穴、曲池、肩髃、大杼；上肢不遂：配肩五穴、手三里、外关、合谷；神经根型颈椎病：配颈夹脊、合谷。

【刺灸方法】向肱三头肌肌腹直刺 0.8~1.2 寸。

【组穴方解】肱三头肌系上臂后群伸肌。起端由长头、外侧头和内侧头 3 个头组成，分别起自肩胛骨的盂下粗隆及肱骨背面桡神经沟的外上方与内下方，向下共续于一个腱，止于尺骨鹰嘴。此肌受桡神经（C_{6-8}）支配以司伸肘及上臂内收之能。肱三头肌与手少阳经循行分布关系密切，三焦经"循臑外上肩"，经筋"上绕臑外廉，上肩头颈"。

手少阳当此处布有天井、清泠渊、消泺和臑会四穴。其中清泠渊、消泺能透解郁热之毒，主治肩臂痛、臑肿不能举。臑会治肩项瘿肿、臂酸无力等症。三穴同在肱三头肌上，并有尺侧副动静脉、桡神经肌支分布。四穴共用可治上臂诸症。

临床发现刺激肱三头肌肌腹对中风患者出现的上臂伸肌肌力减弱较之按上述腧穴针刺效果更佳，且便于操作。鉴于个体差异与取穴方便之用，将腋后纹头与肘尖之间连线后平分四等份共取 3 穴，称之为"肱三头肌三穴"。通过反复解剖观察及临床验证发现此三穴均位于肱三头肌肌腹上，刺之可有效增强对肱三头肌的刺激。同时还发现肱三头肌也是肩周炎患者出现疼痛高发部位之一，故此组穴也为肩周炎必选穴之一。

前臂掌侧六穴

【穴位组成】前臂掌侧六穴

【腧穴定位】

前臂掌侧六穴 在太渊、尺泽连线上，太渊上 3 寸处与尺泽四等分，中间三个等分点处取桡侧三穴。在神门、少海连线上，神门上 3 寸处与少海四等分，中间三个等分点处取尺侧三穴。此六个针刺点合称前臂掌侧六穴。

【解剖位置】前臂掌侧六穴之桡侧三穴有肱桡肌、旋前圆肌、桡侧腕屈肌、拇长屈肌，尺侧

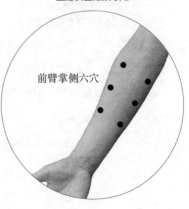

前臂掌侧六穴

三穴有掌长肌、尺侧腕屈肌、指浅屈肌、指深屈肌、旋前方肌。桡侧肌群功主屈肘、屈腕及外展桡关节，尺侧肌群有屈腕、内收桡关节、屈指和使前臂旋前之用。前臂掌侧局部还有头静脉、贵要静脉、前臂正中静脉、前臂外侧皮神经、前臂内侧皮神经等分布。

【取穴方法】参照定位取穴。

【主治病证】

部位主治：肘关节疼痛、肱骨外上髁炎、肱骨内上髁炎等肘关节部病症；手肘无力、手臂肿痛等经络所过的肢体病症；中风所致上肢不遂。

【随症配穴】

部位主治：肘关节部病症：①肱骨外上髁炎：若前臂旋前受限配上廉、下廉，若前臂旋后受限配尺泽；②肱骨内上髁炎：配小海、郄门、通里。手肘无力、手臂肿痛：配外关、曲池、手三里、肘髎、天井。中风所致上肢不遂：配肱二头肌三穴、肱三头肌三穴。

【刺灸方法】沿三组平行的连线向前臂掌侧正中斜刺或平刺1.0~1.5寸。针刺过程中如果针尖触及骨骼，应略改变针刺角度，使针体刺在前臂肌腹上。也可用灸法。

【组穴方解】前臂掌侧六穴由桡侧三穴和尺侧三穴组成。桡侧为手太阴肺经循行所过之处，肺经"下肘中，循臂内上骨下廉"，其经筋"行寸口外侧，上循臂，结肘中"。尺侧手少阴心经"下肘内，循臂内后廉"，其经筋"起于小指之内侧，结于锐骨；上结于肘后廉"。手太阴之筋"其病当所过者支转筋痛"，手少阴之筋"其病当所过者支转筋，筋痛"，可见前臂痛与此二经关系密切。解剖学也认为前臂掌侧的桡侧三穴局部有肱桡肌、旋前圆肌、桡侧腕屈肌、拇长屈肌，有屈肘、屈腕及外展腕关节的作用。尺侧三穴局部有掌长肌、尺侧腕屈肌、指浅屈肌、指深屈肌、旋前方肌，有屈腕、内收腕关节、屈指和使前臂旋前之功。

依据"经络所过，主治所及"的原则，并结合该部解剖特点，选定前臂掌侧六穴治疗经络所过的肢体病症。同时配合一定的针刺方法扩大了此组穴的临床应用。如治疗关节、肌肉的劳损和扭伤性疾病时，常采用阻力针法配合静留针；治疗重症肌无力、中风病软瘫期和肌张力低的部位，常采用提插捻转、重刺激、不留针或静留针的方法；治疗中风病硬瘫期和肌张力高的部位，常采用缓慢进针、轻刺激、静留针、长留针的方法治疗。

前臂背侧六穴

【穴位组成】前臂背侧六穴

【腧穴定位】

前臂背侧六穴 在阳溪、曲池连线上，阳溪上 3 寸与曲池四等分，中间三个等分点处取穴。在阳谷、小海连线上，阳谷上 3 寸与小海四等分，中间三个等分点处取穴。此六个针刺点合称前臂背侧六穴。

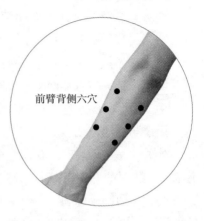

前臂背侧六穴

【解剖位置】前臂背侧六穴局部附着丰富的肌肉组织，桡侧三穴局部有桡侧腕长伸肌、桡侧腕短伸肌、指伸肌，尺侧三穴局部有小指伸肌、尺侧腕伸肌，以及在肘后部的肘肌。前臂背侧局部还有桡神经和骨间后动脉分布。

【取穴方法】先定位阳溪、曲池和阳谷、小海这两组穴位及体表标志，取前臂背侧六穴时，将上述两组穴位按组做连线，在两组连线之间均取四等分的三点作为针刺点，这六个针刺点合称为前臂背侧六穴。

【主治病证】

（1）部位主治：肘关节疼痛、肱骨外上髁炎、肱骨内上髁炎等肘关节部病症。

（2）经络主治：手肘无力、手臂肿痛等经络所过的肢体病症。

（3）其他主治：中风所致上肢不遂。

【随症配穴】与前臂掌侧六穴相同。

【刺灸方法】沿三组平行的连线向前臂背侧正中斜刺或平刺 1.0~1.5 寸。针刺过程中如果针尖触及骨骼，应略改变针刺角度，使针体刺在前臂肌腹上。也可用灸法。

【组穴方解】前臂背侧六穴由桡侧三穴和尺侧三穴组成。桡侧为手阳明大肠经循行所过之处，大肠经"循臂上廉，入肘外廉"，其经筋"上循臂，上结于肘外"。尺侧手太阳小肠经"直上循臂骨下廉"，其经筋"起于小指之上，结于腕，上循臂内廉，结于肘内锐骨之后"。手阳明之筋"当所过者支痛及转筋，肩不举"，手太阳之筋"肘内锐骨后廉痛"，可见上肢痿痹、手肘无力等经络所过的肢体病症也与此二经关系密切。解剖学认为前臂背侧的桡侧三穴局部有桡侧腕长伸肌、桡侧腕短伸肌、指伸肌，有伸、展腕关节的作用。尺侧三穴局部有小指伸肌、尺侧腕伸肌，以及在肘后部的肘肌，有伸腕和收腕关节、伸肘关节之用。因此，此组穴多与前臂掌侧六穴相互为用。

落枕四穴

【穴位组成】外劳宫　中渚　手三里　外关

【腧穴定位】

外劳宫　经外奇穴，在手背，第2、3掌骨间，掌指关节后0.5寸（指寸）凹陷中。

中渚　三焦经腧穴，在手背，第4、5掌骨间，第4掌指关节近端凹陷中。输穴。

手三里　大肠经腧穴，在前臂，肘横纹下2寸，阳溪与曲池连线上。

外关　三焦经腧穴，在前臂后区，腕背侧远端横纹上2寸，尺骨与桡骨间隙中点。络穴，八脉交会穴（通阳维脉）。

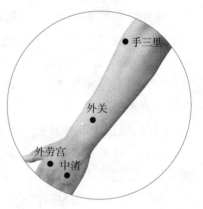

【取穴方法】沿第2、3掌骨之间缝隙和第4、5掌骨之间由远心端向近心端推按，至两骨结合处即是外劳宫与中渚。其他参照定位取穴。

【主治病证】

功效主治：颈椎病、落枕、手臂痛。

【随症配穴】

功效主治：①颈椎病：配颈夹脊、风池、天髎、后溪、悬钟，颈椎病所致桡神经痛加桡神经五穴，颈椎病所致尺神经痛配尺神经五穴；②落枕：配后溪、悬钟。

【刺灸方法】直刺0.7~1.0寸，先刺患者疼痛明显一侧的手三里与外关，后刺另一侧外劳宫与中渚。此组穴操作时施以互动式针法，需患者配合活动颈项。

【组穴方解】外劳宫又称落枕穴、项强穴，为上肢部经外奇穴，浅层有尺神经手背支和手背静脉网分布，深层有尺神经深支和掌背动脉分布，是治疗落枕的要穴。中渚是手少阳三焦经输木穴，"中"即中间，"渚"即水中小洲，此穴在五输流注之中间，经气如水循渚而行，故名。少阳经"上贯肘，循臑外上肩"，"输主体重节痛"，且浅层有手背静脉网和尺神经皮支分布，深层有尺神经肌支和掌背动脉分布，故治"肘臂痛，五指瘈不可屈伸"。落枕与腰痛同为经气逆乱、拘挛不通所致，在上肢部的经外奇穴中腰痛点有两处，根据二者的病因及取穴特点，认为落枕穴实际应当也是两处，且中渚与落枕穴的位置同腰痛点有对应关系，都在第2、3掌骨间及第4、5掌骨间，因此将外劳宫与中渚同用，以达协同增效之功。

外关是三焦经的络穴，八脉交会穴，通带脉，与足少阳胆经之临泣穴通阳维。"外"为内之对，"关"即关隘，此穴在前臂外侧要处，犹如关隘，故名外关。落枕为病多因感受风寒邪气，寒主表，阳维脉"维络诸阳而主表"，所以外关治肩背腰腿在表之病。手三里为大肠经穴，居上肢肘髎穴下 3 寸，有调气血、疏经络、和肠胃作用，手阳明经筋"绕肩胛，夹脊"，所以手三里可用于肩背痛的治疗，《灵枢·杂病》篇及《杂病穴法歌》俱云："手三里治肩连脐"。

上述四穴单用已可治疗落枕、颈椎病等颈肩部病症，共用可协同增效。此外，针灸疗效取决于治神守神，即通过患者调摄精神和医者集中意念等，使针下得气甚且能气至病所。落枕四穴治疗落枕等病症时，多施以互动式针法以达守神治神的目的，针刺操作时，嘱患者配合活动颈项部，外劳宫、中渚两穴合用治疗患者颈项部的旋转功能受限或疼痛，外关治疗颈项部后伸前屈活动功能受限或疼痛，手三里治疗项部牵掣肩胛骨疼痛。行针得气后配合分步针刺法，再针颈夹脊、风池、天髎、后溪、悬钟等穴以整体调治，平素可配合做颈部保健操缓解颈肩部肌肉拘急。

腕掌侧三穴

【穴位组成】神门　大陵　太渊

【腧穴定位】

神门　心经腧穴，在腕前区，腕掌侧远端横纹尺侧端，尺侧腕屈肌肌腱的桡侧缘。输穴，原穴。

大陵　心包经腧穴，在腕前区，腕掌侧远端横纹中，掌长肌肌腱与桡侧腕屈肌肌腱之间。输穴，原穴。

太渊　肺经腧穴，在腕前区，桡骨茎突与舟状骨之间，拇长展肌肌腱尺侧凹陷中。输穴，原穴，八会穴之脉会。

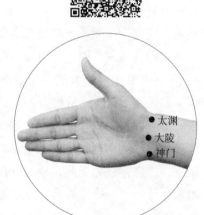

● 太渊
● 大陵
● 神门

【解剖位置】三穴位于腕掌侧横纹，神门在腕掌侧远端横纹尺侧端，尺侧腕屈肌肌腱的桡侧缘，其下分布尺神经浅支。大陵在腕掌侧远端横纹中，掌长肌肌腱与桡侧腕屈肌肌腱之间，其下分布正中神经。太渊在桡骨茎突与舟状骨之间，拇长展肌肌腱尺侧凹陷中，其下分布前臂外侧皮神经和桡神经浅支混合支。

【取穴方法】参照定位取穴。

【主治病证】

（1）经络主治：腕肘关节屈伸不利、中风后上肢不遂、肩臂腰背酸痛等。

（2）脏腑主治：心痛、怔忡、惊悸等心系病症；失眠、健忘、郁证等神志病症。

【随症配穴】

（1）经络主治：①腕部关节活动不利：配内关、合谷、阿是穴；②桡神经损伤所致腕下垂：配桡神经五穴、腕背侧三穴；③腕管综合征：配八邪、三间；

④腕关节扭伤：配腕背侧三穴；⑤指间关节扭挫伤：配八邪、后溪。

（2）脏腑主治：①失眠：配外四神聪透百会、调心神三穴、三阴交、悬钟、丰隆；②神志病症：配调心神三穴、透四关。

【刺灸方法】 直刺 0.3~0.5 寸。治疗腕管综合征时，针尖向腕管内刺入。

【组穴方解】 三穴位于腕部掌侧，手三阴经循行所过之处，手太阴"循臂内上骨下廉，入寸口，上鱼"，手少阴"循臂内后廉，抵掌后锐骨之端，入掌内后廉"，手厥阴"行两筋之间，入掌中"。三穴均为本经输穴，"输主体重节痛"，凡关节重痛不适皆可取用，故腕掌侧三穴能治疗经络所过的肢体病症。此外，神门、大陵、太渊穴区分别分布有尺神经浅支、正中神经、前臂外侧皮神经和桡神经浅支混合支，这为本组穴的应用提供了解剖学基础。

阴经"以输代原"，神门、大陵、太渊又为所在经原穴，原穴与三焦有密切关系。三焦是元气的别使，它导源于脐下动气，而输布全身，和调内外，宣上导下，关系着整个人体的气化功能，特别对促进五脏六腑的生理活动有一定的意义。《灵枢·九针十二原》记载："十二原者，五脏之所以禀三百六十五节气味也。五脏有疾也，应出十二原，十二原各有所出，明知其原，睹其应，而知五脏之害矣。"针刺原穴能通达三焦原气，以疏通经络调和血气，从而调整内脏功能使之得以复常。《灵枢·九针十二原》进一步指出："五脏有六腑，六腑有十二原，十二原出于四关，四关主治五脏，五脏有疾，当取十二原。"神门为心经原穴，大陵为心包经原穴，心藏神主神明，"诸血者，皆属于心"，"血者，神气也"，因此，心主血脉的功能异常，亦会出现神志的改变。太渊为肺经原穴、脉会，肺主气而朝百脉，"肺主诸气，气之盛衰见于此，故曰气口；肺朝百脉，脉之大会聚于此，故曰脉口"，三组穴血脉相同，故又能治疗心系、神志等相关病症。

腕背侧三穴

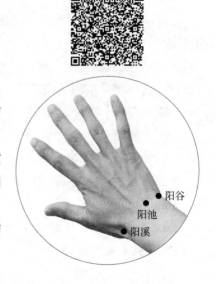

阳谷
阳池
阳溪

【穴位组成】 阳谷　阳溪　阳池

【腧穴定位】

阳谷　小肠经腧穴，在腕后区，尺骨茎突与三角骨之间的凹陷中。经穴。

阳溪　大肠经腧穴，在腕区，腕背侧远端横纹桡侧，桡骨茎突远端，解剖学"鼻烟窝"凹陷中。经穴。

阳池　三焦经腧穴，在腕后区，腕背侧远端横纹上，指伸肌肌腱的尺侧缘凹陷中。原穴。

【解剖位置】三穴在腕背侧，阳谷在腕后区，尺骨茎突与三角骨之间的凹陷中，其下有尺神经背支分布。阳溪在腕背侧远端横纹桡侧，桡骨茎突远端，布有桡神经浅支。阳池在腕后区，腕背侧远端横纹上，指伸肌肌腱的尺侧缘凹陷中，有尺神经手背支、前臂后皮神经分布。

【取穴方法】侧掌，手心向前，由腕骨穴直上，相隔一骨（三角骨）的凹陷处取阳谷穴。拇指上翘，在手腕桡侧，当两筋（拇长伸肌肌腱与拇短伸肌肌腱）之间，桡腕关节处取阳溪穴。俯掌，于第3、4掌骨间直上与腕横纹交点处的凹陷中取阳池穴；或于尺腕关节部，指总伸肌肌腱和小指固有肌肌腱之间处取穴。

【主治病证】

（1）经络主治：颈颔肿、胁痛、肩臂疼痛、手腕痛、半身不遂等。

（2）脏腑主治：目赤肿痛、目眩、耳鸣、耳聋、齿痛、口疮等头面五官病症；泄泻、疳积、消渴、便秘等脾胃病症。

【随症配穴】

（1）经络主治：①偏头痛：配胆经四透、透四关、足临泣；②腕关节扭伤加腕掌侧三穴；③神经根型颈椎病：配颈夹脊、合谷，若疼痛放射至桡侧加曲池，若疼痛放射至尺侧加小海。

（2）脏腑主治：①眩晕：配颈夹脊、脑空透风池；②耳鸣、耳聋：配耳屏前三穴、中渚；③脾胃病症：配运中气穴、足阳明四穴。

【刺灸方法】直刺0.3~0.5寸。

【组穴方解】此组穴分属手三阳，属络脏腑各异，四肢分布区域不同，但均交会于大椎，分布于面部。手太阳经筋"其支者，后走腋后廉，上绕肩胛，循颈，出走太阳之前，结于耳后完骨。其支者，入耳中。直者，出耳上，下结于颌，上属目外眦"；手少阳经筋"上肩走颈，合手太阳。其支者，当曲颊入系舌本。其支者，上曲牙，循耳前，属目外眦，上乘颔，结于角"；手阳明经筋"其支者，上颊，结于顿。直者，上出手太阳之前，上左角，络头，下右额"。三条经筋多有重叠或交会，故其主治有诸多相似之处。又三穴位居腕关节，具舒筋利节、通经活络、祛风湿、止痹痛之功，"经络所过，主治所及"，此组穴常配合用以治疗腕关节疼痛、肩周疼痛、活动不利、前臂肌痉挛或麻痹等。根据经脉所过部位，阳溪侧重于治疗肩臂内侧痛，阳谷常用以治疗肩臂外侧痛，阳池侧重于治疗肩中痛，临床多三者配合使用。据生物全息论观点，此三穴正与颈项部相对应，故常配合互动式针法用来治疗颈椎病、落枕等颈项部病症。

手三阳经筋于头面部均有分布，与同名足三阳经于头面部交接，与头面五官的联系密切，同时，三穴均具有清热解毒、疏散风热、利咽消肿的作用，故常配以合谷、风池等治疗目疾、鼻疾、耳疾，以及因热邪所致头痛、咽喉肿痛、耳鸣、目赤痛等病症，《备急千金要方》云："阳溪、阳谷，主目赤痛"。此外，三穴分属大肠、小肠、三焦三条经脉，皆与脾胃消化有关，故此组穴有治疗脾胃病症的作用。阳池还可调节三焦气机和水液代谢，用以治疗消渴等证。

鱼际四穴

【穴位组成】 鱼际　鱼际Ⅰ　鱼际Ⅱ　鱼际Ⅲ

【腧穴定位】

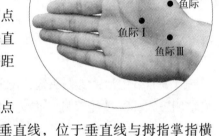

鱼际　在手外侧，第1掌骨桡侧中点赤白肉际处。

鱼际Ⅰ　在手掌大鱼际，以鱼际隆起最高点为中点，分别作最高点与鱼际穴的连线及其垂直线，位于连线上手掌内侧和最高点与鱼际穴等距离处即为鱼际Ⅰ。

鱼际Ⅱ　在手掌大鱼际，以鱼际隆起最高点为中点，分别作最高点与鱼际穴的连线及其垂直线，位于垂直线与拇指掌指横纹交点处即为鱼际Ⅱ。

鱼际Ⅲ　在手掌大鱼际，以鱼际隆起最高点为中点，分别作最高点与鱼际穴的连线及其垂直线，位于垂直线上近腕掌横纹端，最高点与拇指掌指横纹交点等距离处即为鱼际Ⅲ。

【解剖位置】 鱼际四穴局部有拇短展肌、拇短屈肌和拇对掌肌，深部有拇收肌，此四块肌肉综合作用下，可使拇指完成外展、对掌、指节屈曲等活动，此处布有前臂外侧皮神经和桡神经浅支混合支。

【取穴方法】 参照定位仰掌取穴。

【主治病证】

（1）部位主治：中风后遗症之手指屈伸障碍。

（2）功效主治：咳嗽、咽喉肿痛等肺系病症。

【随症配穴】

（1）部位主治：手指屈伸障碍：配阿是穴、后溪、八邪。

（2）功效主治：①咳嗽：配合谷、列缺、曲池、尺泽、定喘；②咽喉肿痛：配大椎、少商、隐白、太冲。

【刺灸方法】 1.5 寸针毫针 45°~60° 斜刺，针尖指向大鱼际部肌肉隆起最高点。

【组穴方解】 鱼际四穴由鱼际、鱼际Ⅰ、鱼际Ⅱ、鱼际Ⅲ四个腧穴组成。"际，边际也。凡两合皆曰际。穴在拇短展肌、指对掌肌之边缘，其处肌肉丰隆，形如鱼腹，又当赤白肉相合之处，故谓之鱼际。"从鱼际穴的名称来看，四穴当位于手掌大鱼际边缘处。此处局部有拇对掌肌、拇短展肌、拇短屈肌分布，拇对掌肌主要使拇指完成对掌动作，拇短展肌主要起到使拇指外展的作用，拇短屈肌则负责完成拇指近端指骨的屈曲。中风后患者遗留的拇指对掌、外展不利等功能失用，可通过直接刺激鱼际部肌肉群，调节恢复肌肉肌力。这种类似于"以痛为腧"的"肌腹刺法"，作用于已经产生病理性变化的肌肉，将变紧张或松弛的肌肉逐渐调节至正常，恢复关节的功能活动，并恢复肌肉与肌肉之间、肌群与肌群之间原有的运动生物力学上的平衡，缓解指关节疼痛及中风后手指活动不利等症。由于鱼际四穴位于手部，而手部痛觉感受器较丰富，针刺疼痛感较强，故临床需视患者耐受性灵活选用。

"肺手太阴之脉……入寸口，上鱼，循鱼际，出大指之端"，"手太阴之筋，起于大指之上，循指上行，结于鱼后"，手太阴肺经在鱼际处循行，其经筋结于鱼际穴之后。鱼际为肺经荥穴，"荥主身热"，鱼际有清肺泄热、利咽止痛之功，故鱼际四穴又能治疗咳嗽、咽喉肿痛等热性肺系病症。

手掌对刺三穴

【穴位组成】合谷　后溪　劳宫

【腧穴定位】

后溪　小肠经腧穴，在手内侧，第 5 掌指关节尺侧近端赤白肉际凹陷中。输穴，八脉交会穴（通督脉）。

合谷　大肠经腧穴，在手背，第 2 掌骨桡侧的中点处。原穴。

劳宫　心包经腧穴，在掌区，横平第 3 掌指关节近端，第 2、3 掌骨之间偏于第 3 掌骨。荥穴。

【解剖位置】合谷穴在拇收肌中，后溪穴在小指展肌中。合谷穴浅层布有桡神经浅支，深层布有尺神经深支。后溪穴浅层布有尺神经手背支及掌支，深层有指

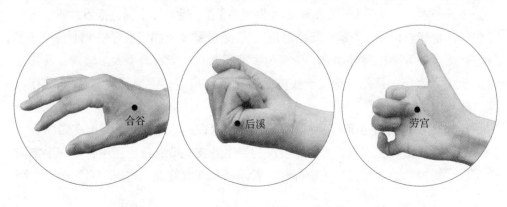

掌侧固有神经等。劳宫穴在指浅、深屈肌中，浅层布有正中神经的掌支，深层有指掌侧总动脉。

【取穴方法】 合谷穴有三种取穴方法：①拇、食两指张开，以另一手的拇指关节横纹放在虎口上，当拇指尖到达处是穴；②拇、食两指并拢出现一条纹缝，纹缝尽头与第2掌骨桡侧缘垂线交点处即是该穴，恰对第2掌骨桡侧中点处；③拇、食两指张开，当虎口与第1、2掌骨结合部连线的中点即是本穴。在手掌尺侧，握拳，于第5掌指关节后缘，当手掌横纹头赤白肉际处取后溪穴。

【主治病证】

（1）部位主治：肩臂肘腕疼痛、指端麻木、半身不遂等四肢病症。

（2）经络主治：胃痛、呕吐、便秘等脾胃病症。

【随症配穴】

（1）部位主治：肩臂肘腕疼痛：配肩髃、肩贞、曲池、外关、手三里、阳溪、阿是穴。

（2）经络主治：脾胃病症：配脾胃区、胃病三穴等。①胃痛：加巨阙、太冲；②呕吐：加公孙、曲泽；③便秘：加通便三穴、支沟、大肠俞、内庭、曲池。

【刺灸方法】 ①合谷透劳宫：先直刺合谷，得气后将针提至皮下，向外斜刺1.0~1.2寸，使针尖达劳宫穴。②后溪透劳宫：先直刺后溪，得气后将针提至皮下，向内斜刺1.0~1.2寸，使针尖达劳宫穴。

【组穴方解】 合谷为手阳明经腧穴，主"痿痹臂腕不用"，手阳明经筋主要分布在上肢前外侧，局部有旋后肌、肱桡肌、肱肌和三角肌，主上肢屈曲与肩内收运动。其分支绕肩胛，布肩胛上窝、肩胛脊柱间，有冈上肌、菱形肌等分布，主肩关节及上臂外展。另一分支从肩前沿斜方肌上束到颈，有提肩胛作用。后溪为手太阳经输穴，又为八脉交会，通于督脉，主"手足拘挛战掉，中风不语癫痛……后溪先砭"。心包经劳宫穴在第2、3掌骨之间，下有掌腱膜、指浅深屈肌肌腱，深部为第1掌间骨间肌和第2骨间背侧肌。合谷、后溪对刺劳宫能治肩臂肘腕疼痛、指端麻木、半身不遂等四肢病症。

大肠经"络肺，下膈，属大肠"，小肠经"络心，循咽，下膈，抵胃，属小肠"，心包经"出属心包络，下膈，历络三焦"，三条经脉"下膈"后分属大小肠、三焦等脏腑。合谷为手阳明经原穴、劳宫为手厥阴荥穴、劳宫为手太阳输穴，其穴性与脏腑关系密切，且三穴均位于肢体远端，"经络所过，主治所及"，故能治疗胃痛、呕吐、便秘等脾胃病症。

此外合谷穴浅层分布有桡神经浅支分支，深层有正中神经的指掌侧固有神经。后溪当小指展肌起点外缘，布有尺神经手背支。劳宫位于正中神经在手掌的分布区。膈神经、桡神经、正中神经三者同属颈段脊神经，胃肠的自主神经大部分也源于颈段脊髓，这为三穴治疗上述病症提供了解剖生理学基础。现代研究表明，合谷穴区与口面部的感觉传入神经可能在颈部脊髓、网状结构、丘脑及大脑皮质均有交汇，针刺合谷透劳宫可调节这些部位的神经信号，反馈调节胃肠的功能。合谷、后溪对透劳宫，两针三穴，能使经气相贯，增加经穴的协同作用及针感，提高疗效。

正中神经六穴

【穴位组成】极泉　曲泽　郄门　间使　内关　大陵

【腧穴定位】

极泉　心经腧穴，在腋区，腋窝中央，腋动脉搏动处。

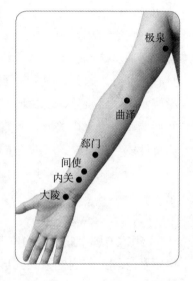

曲泽　心包经腧穴，在肘前区，肘横纹上，肱二头肌肌腱的尺侧缘凹陷中。合穴。

郄门　心包经腧穴，在前臂前区，腕掌侧远端横纹上 5 寸，掌长肌肌腱与桡侧腕屈肌肌腱之间。郄穴。

间使　心包经腧穴，在前臂前区，腕掌侧远端横纹上 3 寸，掌长肌肌腱与桡侧腕屈肌肌腱之间。经穴。

内关　心包经腧穴，在前臂前区，腕掌侧远端横纹上 2 寸，掌长肌肌腱与桡侧腕屈肌肌腱之间。络穴，八脉交会穴（通阴维脉）。

大陵　心包经腧穴，在腕前区，腕掌侧远端横纹中，掌长肌肌腱与桡侧腕屈肌肌腱之间。输穴，原穴。

【解剖位置】极泉位于正中神经臂上部，局部亦有肋间臂神经、桡神经、尺神经和腋动静脉等。曲泽位于正中神经肘窝处，郄门、间使、内关、大陵均位于桡侧腕屈肌肌腱和掌长肌肌腱之间，布有指浅屈肌、指深屈肌、前臂正中动静脉等，其下为正中神经，深层有前臂掌侧骨间神经。

【取穴方法】在前臂掌面下部中央有两条明显的肌腱相傍，拇指侧为桡侧腕屈肌肌腱，小指侧为掌长肌肌腱。仰掌取穴，内关、间使二穴位于人体的前臂掌侧，当掌长肌肌腱与桡侧腕屈肌肌腱之间，腕横纹上 2 寸为内关穴，腕横纹上 3 寸为间使穴。上述两条肌腱在郄门穴的位置上已不明显，取穴时应仰掌取穴，位于人体的前臂掌侧，当曲泽与大陵的连线上，腕横纹上 5 寸。其他参照定位取穴。

【主治病证】

（1）部位主治：肘臂腕麻木疼痛。

（2）经络主治：中风后上肢不遂。

（3）功效主治：心痛、心悸等心系病症；失眠、健忘等神志病症。

【随症配穴】

（1）部位主治：肘臂腕麻木疼痛：配肘髎、尺泽、曲池、手三里。

（2）经络主治：中风后上肢不遂：配尺泽、合谷。

（3）功效主治：①心系病症：配神门、少冲、少府。②神志病症：配神门、三阴交、百会。

【刺灸方法】在内关、间使的位置上正中神经并不是位于掌长肌肌腱与桡侧腕屈肌肌腱之间，而是位于桡侧腕屈肌肌腱正后面，在桡侧腕屈肌肌腱的尺侧缘只有一部分，因此，内关、间使二穴均当掌长肌肌腱与桡侧腕屈肌肌腱之间进针，沿桡侧腕屈肌肌腱尺侧缘刺入 0.2~0.3 寸，有电击或麻胀感向指端放散。内关可向间使透刺，先于内关穴位置直刺 0.5~1.0 寸使局部有酸胀感，再将针尖提至皮下，后将针体与体表成 30° 夹角的角度，针尖向间使穴的方向刺入 1.0~1.5 寸。

郄门直刺 0.5~1.0 寸可有局部酸胀感，亦可向指端放散。针刺极泉时，嘱患者上臂外展，为避开腋动脉，常在穴下 2 寸处进针，直刺 0.5~0.8 寸。曲泽直刺 1.0~1.5 寸，或点刺出血。

【组穴方解】此六穴均位于正中神经上，故名正中神经六穴。正中神经在腋部由臂丛外侧束与内侧束共同形成，在臂部沿肱二头肌内行走，降至肘窝后，穿旋前圆肌两头之间行于前臂正中指浅屈肌、深屈肌之间到达腕管，穿掌腱膜深面至手掌，分成数支指掌侧总神经。正中神经支配前臂屈侧的大部分肌肉，其肌支在通过旋前圆肌两头之间，支配旋前圆肌、桡侧腕屈肌、掌长肌和指浅屈肌，有使前臂旋前、屈腕及屈指关节的作用。

正中神经受到挤压时，早期神经纤维发生轻度炎性水肿，逐渐出现神经纤维脱髓鞘改变，甚至导致神经轴索部分断裂。正中神经在臂部损伤时可累及全部分支，表现为前臂不能旋前，屈腕无力，拇、食指不能屈曲，拇指不能对掌，鱼际肌萎缩，手掌平坦，称为"猿手"。感觉障碍以拇指、食指和中指的末节为明显，亦可见明显的血管收缩和营养障碍性病变。正中神经六穴能够消减炎症及神经纤维的水肿，减轻正中神经的压迫，从而缓解上述症状。心脏的活动受心交感神经和副交感神经双重支配。正中神经源自臂丛神经，故此六穴亦可通过间接刺激臂丛神经反馈调节心脏功能。

上述六穴中，极泉属手少阴心经，穴当腋窝正中，"治心痛干呕……治臂肘厥寒"（《普济方·针灸》）。其余五穴均位于手厥阴心包经循行线上，手厥阴经"循臑内，行太阴、少阴之间，入肘中，下循臂，行两筋之间，入掌中，循中指，出其端"，其经筋为病"当所过者支转筋，及胸痛、息贲"。曲泽位于肘窝处，"治心痛，善惊身热，烦渴口干，逆气呕血，风疹，臂肘手腕善动摇"（《铜人针灸经》）。心包经之郄门、间使、内关位于前臂前区。在前臂下1/3段，正中神经在此处位置表浅，若受到损伤或卡压，可导致屈腕及屈指障碍等。内关、间使、郄门三穴组合使用可以起到1+1+1＞3的效果。针刺方法可采用齐刺法、傍针刺法，是同经组合的方法。大陵穴在腕前区，正中神经从腕掌侧韧带上缘穿出深筋膜，经掌腱膜表面进入手掌，分布于手掌中部及鱼际的皮肤。若正中神经在此处受到损伤，可导致指端感觉障碍及功能障碍等，"两手挛不收伸，及腋偏枯不仁，手瘈偏小筋急，大陵主之"（《针灸甲乙经》）。

尺神经五穴

【穴位组成】青灵　支正　通里　阴郄　神门

【腧穴定位】

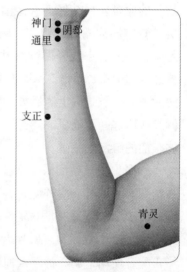

青灵　心经腧穴，在臂前区，肘横纹上3寸，肱二头肌的内侧沟中。

支正　小肠经腧穴，在前臂后区，腕背侧远端横纹上5寸，尺骨尺侧与尺侧腕屈肌之间。络穴。

通里　心经腧穴，在前臂前区，腕掌侧远端横纹上1寸，尺侧腕屈肌肌腱的桡侧缘。络穴。

阴郄　心经腧穴，在前臂前区，腕掌侧远端横纹上0.5寸，尺侧腕屈肌肌腱的桡侧缘。郄穴。

神门　心经腧穴，在腕前区，腕掌侧远端横纹尺侧端，尺侧腕屈肌肌腱的桡侧缘。输穴，原穴。

【解剖位置】青灵位于肱二头肌的内侧沟中，有尺神经经过。通里、阴郄、神门均位于尺侧腕屈肌肌腱的桡侧缘，其部亦存在尺神经。支正在尺骨尺侧与尺侧腕屈肌之间，沿缝隙间亦有尺神经通过。

【取穴方法】取神门穴时应让患者采用仰卧或正坐位、仰掌的取穴姿势，沿尺侧腕屈肌肌腱的桡侧向上推摸，在腕横纹附近触到一骨骼，此骨即为三角骨，本穴即在其交角凹陷处。其他参照定位取穴。

【主治病证】

（1）经络主治：颈椎病，尺神经痛，中风所致上肢麻木不遂。

（2）脏腑主治：心痛、心悸、怔忡、失眠，健忘等心系病症；痴呆、癫狂痫等神志病症；咽喉不利、吞咽困难等头面五官病症；尿血、呕血及妇科血证等病症。

【随症配穴】

（1）经络主治：神经根型颈椎病：配颈夹脊、合谷。①若疼痛放射至桡侧加曲池；②若疼痛放射至尺侧加小海。

（2）脏腑主治：①心系病症：配调心神三穴、合谷、太冲；②神志病症：配外四神聪透百会、调心神三穴；③头面五官病症：配胆经四透；④血证配化瘀四穴。

【刺灸方法】青灵、支正直刺 1.0~1.5 寸，使针感直达小指。通里、阴郄、神门三穴直刺 0.3~0.5 寸，若要使酸麻感达小指时，应紧贴尺侧腕屈肌肌腱的桡侧缘或向尺侧腕屈肌肌腱的下方斜刺。

【组穴方解】"心手少阴之脉，起于心中……下出腋下，下循臑内后廉，行太阴心主之后，下肘内，循臂内后廉，抵掌后锐骨之端，入掌内后廉，循小指之内出其端"，"小肠手太阳之脉……循手外侧上腕，出踝中，直上循臂骨下廉"。青灵、通里、阴郄、神门为心经腧穴，支正为小肠经穴，根据"经络所过，主治所及"的原则，尺神经五穴是治疗颈椎病、尺神经痛、中风后上肢麻木不遂等本经所过肢体病症的主要组穴，临床多采用循经得气法，即使酸麻针感向小指放散。此外，心经和小肠经循行所过的上肢尺侧部是尺神经的支配区，尺神经发自臂丛神经的内侧束，沿肱二头肌内侧沟随肱动脉下降（青灵），至臂中部离开此动脉转向后下，经肱骨内上髁后方的尺神经沟至前臂（支正），在前臂行于尺骨尺侧与尺侧腕屈肌之间（通里、阴郄、神门），然后入手掌侧。这是尺神经五穴治疗上述肢体病症的解剖学基础。

心痛、心悸、痴呆、癫狂痫、健忘等诸疾，致病原因甚多，但与心气不足关系密切。心藏神，主神明，各种神志病症，除了审因论治外，可针刺通里、阴郄、神门以调心气而复神明。心主血脉，凡血不循常道者，皆与心相关，因此又可将此组穴用于治疗尿血、呕血及妇科血证等病症。对于心主血脉的病症，应与心包经穴配合使用，调心神三穴似优于此三穴。

心经经脉"上挟咽""系目系""却上肺""络小肠"，其络脉"系于舌本"，经筋"结于胸中，循臂，下系于脐"。由于这种经络的联系，决定了本组穴位具有治疗头目、舌、咽喉、肺、小肠等多种病症的功效，但临床多以治疗心神疾患为主。

桡神经浅支五穴

【穴位组成】臑会　肘髎　尺泽　孔最　列缺

【腧穴定位】

臑会　三焦经腧穴，在臂后区，肩峰角下 3 寸，三角肌的后下缘。

肘髎　大肠经腧穴，在肘区，肱骨外上髁上缘，髁上嵴的前缘。

尺泽　肺经腧穴，在肘区，肘横纹上，肱二头肌肌腱桡侧缘凹陷中。合穴。

孔最　肺经腧穴，在前臂前区，腕掌侧远端横纹上 7 寸，尺泽与太渊连线上。郄穴。

列缺　肺经腧穴，在前臂，腕掌侧远端横纹上 1.5 寸，拇短伸肌肌腱与拇长展肌肌腱之间，拇长展肌肌腱沟的凹陷中。络穴，八脉交会穴（通任脉）。

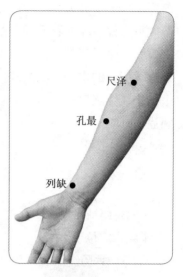

【解剖位置】臑会位于三角肌的后下缘，深部有桡神经通过，肘髎位于在肱骨外上髁上方，桡神经经此继续下行，尺泽在肱二头肌肌腱桡侧凹陷，深部桡神经通过，孔最在前臂中下部，桡神经浅支经此沿桡动脉外侧继续下行至手背部，经过列缺，最终分为 4~5 支指背神经。

【取穴方法】屈肘，从曲池向外上方轻推，至肱骨外上髁上缘触及一凹陷处取肘髎穴。其他参照定位取穴。

【刺灸方法】肘髎贴着肱骨外上髁上缘进针，刺入 0.5~0.8 寸，局部酸胀，针感向前臂或手背部放散。臑会、尺泽、孔最三穴直刺 0.5~0.8 寸，局部酸胀，针感经前臂桡侧，沿掌侧面向手部放散。列缺向上斜刺 0.2~0.3 寸，或向下斜刺 0.3~0.5 寸，针感沿掌侧面向手部放散。

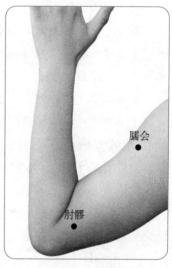

【主治病证】

经络主治：中风所致上肢拘挛、麻木不遂；肩臂痛；颈椎病所致拇食指麻木、疼痛。

【随症配穴】

经络主治：中风所致上肢拘挛：配桡神经深支三穴；神经根型颈椎病：配颈夹脊、合谷，①若疼痛放射至桡侧加曲池；②若疼痛放射至尺侧加小海。

【组穴方解】桡神经为臂丛后束发出的神经分支。该神经发出后始位于腋动脉的后方，与肱深动脉伴行，先经肱三头肌长头和内侧头之间，继而沿桡神经沟绕肱骨中段后面行向外下（臑会），在肱骨外上髁上方（肘髎）穿过外侧肌间隔至肱桡肌与肱肌之间，后继续下行于肱肌与桡侧腕长伸肌之间。桡神经在肱骨外上髁前方（尺泽）分为浅支和深支两终末支。桡神经浅支为皮支，自肱骨外上髁前外侧向下沿桡动脉外侧下行，在前臂中、下 1/3 交界处转向背侧（孔最），继续下行（列缺），至手背部分为 4~5 支指背神经，分布于手背桡侧半皮肤和桡侧三个半手指近节背面的皮肤。此组穴位于桡神经走行区，故多用于治疗颈椎病致桡神经以上结构受压之肩臂挛痛、拇食指麻木疼痛及中风后遗症之上肢拘挛、感觉减退等病症。

桡神经深支三穴

【穴位组成】肘髎　外关　支沟

【腧穴定位】

肘髎　大肠经腧穴，在肘区，肱骨外上髁上缘，髁上嵴的前缘。

外关　三焦经腧穴，在前臂后区，腕背侧远端横纹上 2 寸，尺骨与桡骨间隙中点。络穴，八脉交会穴（通阳维脉）。

支沟　三焦经腧穴，在前臂后区，腕背侧远端横纹上 3 寸，尺骨与桡骨间隙中点。经穴。

【取穴方法】屈肘取肘髎，从曲池向外上方轻推，至肱骨外上髁上缘触及一凹陷处即是。其他参照定位取穴。

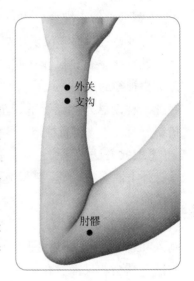

● 外关
● 支沟

肘髎

【刺灸方法】肘髎贴着肱骨外上髁上缘凹陷进针，刺入 0.5~0.8 寸，局部酸胀，针感经前臂向手背部放散。余穴直刺 0.5~1.0 寸。

【主治病证】

经络主治：中风所致上肢拘挛、活动不利、麻木不仁及感觉异常；肘臂疼痛等上肢病症。

【组穴方解】桡神经深支（主要为肌支），在桡骨颈外侧穿过旋后肌继而沿前臂骨间膜后面，在前臂浅、深伸肌群之间（外关、支沟）下行达腕关节背面，沿途发支分布于前臂伸肌群、桡尺远侧关节、腕关节和掌骨间关节，这为本组穴治疗上肢病症提供了解剖学基础。肘为全身关节较大者，肘髎穴位于局部，直接起到舒筋利节作用。肘髎穴下的肱骨外上髁为指伸肌的起点，指伸肌止于第 2~5 指中节和远节指骨底，受桡神经支配，具有伸指、伸腕的作用，其局部深面有桡神经，故针感可沿前臂下行放射于手背部，与外关、支沟针感近似，针效亦同。

对于中风所致上肢拘挛、前臂屈伸不利及局部感觉减退、麻木等症，本组穴与正中神经六穴相配合，分别作用于支配前臂肌群的两侧，可调整前臂"阳缓阴急"的屈、伸肌群失衡状态，而配合桡神经浅支五穴，则能使针灸刺激全面传达至桡神经支配区域，促进前臂桡侧区域运动与感觉功能的全面恢复。此两种配穴方法临床疗效尤佳。

手食指三穴

【穴位组成】二间　三间　合谷

【腧穴定位】

二间　大肠经腧穴，在手指，第 2 掌指关节桡侧远端赤白肉际处。荥穴。

三间　大肠经腧穴，在手背，第 2 掌指关节桡侧近端凹陷中。输穴。

合谷　大肠经腧穴，在手背，第 2 掌骨桡侧的中点处。原穴。

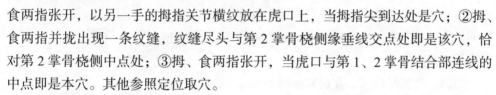

【取穴方法】合谷穴有三种取穴方法：①拇、食两指张开，以另一手的拇指关节横纹放在虎口上，当拇指尖到达处是穴；②拇、食两指并拢出现一条纹缝，纹缝尽头与第 2 掌骨桡侧缘垂线交点处即是该穴，恰对第 2 掌骨桡侧中点处；③拇、食两指张开，当虎口与第 1、2 掌骨结合部连线的中点即是本穴。其他参照定位取穴。

【主治病证】

（1）经络主治：肩臂疼痛，指麻肿痛，头痛、喉痹、鼻衄、齿痛、口眼歪斜、耳鸣、耳聋等头面五官病症。

（2）脏腑主治：肠疾、大便脓血等脾胃病症。

【随症配穴】

（1）经络主治：①耳鸣，耳聋：配耳屏前三穴、外四神聪透百会、中渚、后溪、风市、足临泣；②目赤肿痛：配眼病六穴、耳尖或太阳穴处点刺放血；③喉痹：配天突、内庭、少商；④齿痛：配阳溪、颊车、内庭；⑤鼻衄：配迎香、上星、太冲。

（2）脏腑主治：脾胃病症：配运中气穴、足阳明四穴、脾胃区、手阳明四穴。

【刺灸方法】①直刺法：进针 0.3~0.5 寸，常用于治疗牙齿、口腔、头面疾患。②斜刺法：二间斜刺向食指端，使针感直达食指末端，三间斜刺向合谷，针感亦可达到食指末端，常用于治疗中风后遗症、手指拘挛等。③透刺法：三间透后溪，常用于治疗中风或类风湿关节炎导致的手指拘挛、屈伸不利。

【组穴方解】"大肠手阳明之脉，起于大指次指之端，循指上廉，出合谷两骨之间"，二间、三间、合谷位于大肠经在食指的循行线上，故三穴能治疗大肠经所过部位的肢体、头面五官病症。临床上，常三间透刺后溪，共奏通经活络、舒经利节之效，治疗手背肿痛、手指拘挛。

二间为手阳明大肠经荥穴，水性寒凉克火，故有清热消肿功效；三间为手阳明大肠经腧穴，具有清热通腑功效，可清阳明邪热、通大肠腑气；合谷为手阳明大肠经原穴，具开闭、泻热、镇惊、止痛之功。三穴同用可奏通调阳明气血、清利肠腑湿热之效。

调心神三穴

【穴位组成】内关透间使　郄门
【腧穴定位】

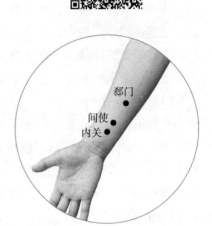

内关　心包经腧穴，在前臂前区，腕掌侧远端横纹上2寸，掌长肌肌腱与桡侧腕屈肌肌腱之间。络穴，八脉交会穴（通阴维脉）。

间使　心包经腧穴，在前臂前区，腕掌侧远端横纹上3寸，掌长肌肌腱与桡侧腕屈肌肌腱之间。经穴。

郄门　心包经腧穴，在前臂前区，腕掌侧远端横纹上5寸，掌长肌肌腱与桡侧腕屈肌肌腱之间。郄穴。

【解剖位置】内关、间使在掌长肌肌腱与桡侧腕屈肌肌腱之间，其下有旋前方肌和正中神经走行。郄门下为指浅屈肌与正中神经。

【取穴方法】内关、间使位于人体的前臂掌侧，仰掌取穴，当掌长肌肌腱与桡侧腕屈肌肌腱之间，腕横纹上2寸为内关、上3寸为间使。上述两条肌腱在郄门的位置上已不明显，取郄门时当曲泽与大陵的连线上，腕横纹上5寸。

【主治病证】

（1）部位主治：肘臂腕麻木疼痛、腋肿掌热、中风后上肢不遂。

（2）功效主治：心痛、心悸、怔忡等心系病症；失眠、健忘、小儿惊风等神志病症。

【随症配穴】

（1）部位主治：肘臂腕麻木疼痛：配手掌对刺三穴、大陵、曲池、阳溪、阿是穴。

（2）功效主治：心系病症：配曲泽、大陵、心俞、膻中；①心悸：配神门、肾俞、关元；②心痛：配极泉、曲泽。神志病症：配神门、百会、外四神聪透百会。

【刺灸方法】内关向间使透刺：先直刺内关 0.5~1.0 寸，使局部有酸胀感，再将针尖提至皮下，使针体与体表成 30° 夹角向间使方向刺入 1.0~1.5 寸。郄门直刺 0.5~1.0 寸，可有局部酸胀感。上述针刺操作时采用互动式针法，即在行针的同时嘱患者配合深呼吸。

【组穴方解】"心主手厥阴心包络之脉，起于胸中，出属心包络，下膈，历络三焦……下循臑内，行太阴、少阴之间。"心包经起于胸中，络属心系，循于上臂内侧中间。从经脉上来看，心包经与心经同起于胸中，同循于上臂内侧，并络于心系。"心包络，实乃裹心之包膜也，包于心外，故曰心包络也"，从生理功能而言，心包是心的外卫，联属于心，代心受邪。故选取调心神三穴治疗与心有关病症。

内关居于太、少二阴之内，为手厥阴别走手少阳之络，有关象，犹内藏之关隘也。内与外对言，指胸膈之内及前臂内侧。"阴溢为内关，内关不通，死不治"，胸膈痞塞不通诸症，正为内关之象，盖以阴气闭塞于内，不与外阳协调，致阴气逆行上犯，而为胸中各病，本穴可以治之。内关又为八脉交会穴之一，通于阴维脉，"阴维为病苦心痛"，"心胸取内关"，故可治疗心、胸、神志病症。心包为"臣使之官"，间使属手厥阴心包经，《医宗金鉴》谓："如鬼神使其间"，位于两筋之间隙，故名，主要用于心胸、神志、脾胃及妇科疾患等。郄门为手厥阴心包经之郄穴，在前臂两筋间，其穴深大，故名之。郄即孔隙，是气血聚会之所。门，人所出入处，意指门户。"阴经郄穴止痛"，故郄门以治疗急性血证和心胸痛为主。调心神三穴单用多用治心胸神志病症，共用则功更甚，还可治疗本经所过肢体病症。

临床也多配合丘墟透照海增强本组穴调心神之功，将之称为"调心神五穴"，治疗心胸部及神志病症。丘墟透照海一针两穴，不仅可以减轻患者疼痛，还可增强枢转少阳、少阴经气及阴阳气血之功，且由于胆经、肾经与胃经、肝经在足踝处部位相近，经气相通，因此在透刺时，可调节四经的功能，而此四经的循行均可到达胸部，治疗心胸疾患。

手阳明四穴

【穴位组成】曲池　手三里　上廉　下廉

【腧穴定位】

曲池　大肠经腧穴，在肘区，尺泽与肱骨外上髁连线的中点处。合穴。

手三里　大肠经腧穴，在前臂，肘横纹下2寸，阳溪与曲池连线上。

下廉　大肠经腧穴，在前臂，肘横纹下4寸，阳溪与曲池连线上。

上廉　大肠经腧穴，在前臂，肘横纹下3寸，阳溪与曲池连线上。

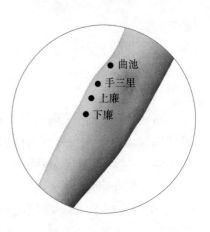

【取穴方法】屈肘成直角，当肘横纹尽头处，尺泽与肱骨外上髁连线中点处取曲池。其他参照定位取穴。

【主治病证】

（1）经络主治：上肢不遂，手臂肿痛，咽喉肿痛、齿痛等头面五官病症。

（2）脏腑主治：腹痛、吐泻、痢疾等脾胃系病症；发热、感冒、咳嗽、哮喘等肺系病症。

（3）功效主治：湿疹、荨麻疹、皮肤干燥等皮肤病症。

【随症配穴】

（1）经络主治：①中风所致的手指握固不利：配手食指三穴；②咽喉肿痛：配鱼际四穴、天突、内庭、少商；③齿痛：配阳溪、颊车、内庭。

（2）脏腑主治：①脾胃病症：配运中气穴、足阳明四穴、脾胃区、手食指三穴等；②肺系病症：配桡神经五穴。

（3）功效主治：皮肤病症：配化瘀四穴。

【刺灸方法】直刺 0.5~1.0 寸，使局部有酸胀感。曲池也可向手腕方向斜刺1.0~1.5 寸，有电击麻胀感向食指或腕背处放射。

【组穴方解】足阳明经在膝下有足三里、上巨虚、下巨虚三穴，手阳明在肘下有手三里、上廉、下廉三穴，阳明同名而经之性异，一与足太阴为表里，属土；一与手太阴为表里，属金。经之性不同，而以穴名同是因阳明为气血俱多之经，而胃与大肠所受水谷，独异于其他脏腑，故手阳明四穴可治胃肠病症。"大肠手阳明之脉……出合谷两骨之间，上入两筋之中，循臂上廉，入肘外廉，上臑外前廉"，故手阳明四穴主治皆经络所及之头面五官病症、肩臂疼痛、半身不遂等。

肺与大肠相表里，若大肠传导通畅，则肺气才能清肃下降，大肠传导阻滞，可引起肺肃降失常，出现气短咳喘等，故此四穴可以治疗肺系病症。如肺有实热，可泻大肠，使热从大肠下泄。又手阳明四穴具有散风、调营卫之功，是治疗发热、感冒、皮肤科病症的主穴。

第五节　下肢部组穴

冲门三穴

【穴位组成】下冲门　冲门　上冲门

【腧穴定位】

下冲门　经外奇穴，在腹股沟斜纹下的股动脉搏动处外侧 1cm 处。

冲门　脾经腧穴，在腹股沟区，腹股沟斜纹中，髂外动脉搏动处的外侧。足太阴、厥阴经交会穴。

上冲门　经外奇穴，在腹股沟斜纹上方，髂外动脉搏动处外侧 1cm 处。

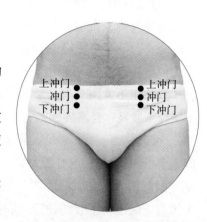

【解剖位置】该组穴位局部有股直肌、缝匠肌等，浅层有股外侧皮神经，深层有股神经、隐神经、股动脉、髂外动脉等。

【取穴方法】仰卧位取冲门，在腹股沟外侧，平耻骨联合上缘，股动脉搏动处外约 0.5 寸。上、下冲门取穴前应先定位髂外动脉、股动脉与体表搏动最强点。髂外动脉与股动脉实际上是一条动脉，以腹股沟韧带为界，上方为髂外动脉，下方为股动脉，因为在体表难以触及腹股沟韧带，所以可以腹股沟作为动脉的分界点。上、下冲门在搏动最强点外侧 1cm 处。

【主治病症】

（1）部位主治：股神经痛、隐神经痛、髋关节屈伸不利、膝关节屈伸不利、中风后下肢不遂诸症等。

（2）经络主治：泌尿生殖系诸疾。

【随症配穴】

（1）部位主治：①股神经痛：配阿是穴，股前九穴，腰夹脊，腰部膀胱经第一、二侧线；②隐神经痛：阿是穴、足三阴七穴；③髋关节屈伸：股前九穴，股后五穴，居髎，带脉，腰部膀胱经第一、二侧线；④膝关节屈伸不利：配股前九穴、股后五穴、内外膝眼。

（2）经络主治：泌尿生殖系诸疾：配净府五穴、固精四穴（此二组多用于男性）、胞宫七穴（多用于女性）、前阴病四穴、肾区、秩边透水道、阴股三穴、足三阴七穴。①肝气郁滞：加透四关、行间、逍遥五穴、胆经四透、期门、阳陵泉、丘墟透照海；②急躁、尿黄：加行间、太冲、侠溪、期门、阳陵泉、滋阴三穴、劳宫；③膀胱湿热：加地机、秩边透水道、阴陵泉、利水消肿五穴；④肺热壅盛：加鱼际、合谷；⑤痰瘀阻络：加中封、血海或化瘀四穴、祛痰化浊四穴。

【刺灸方法】直刺 1.5~2.0 寸且需微调针尖，以出现针感放射至大腿及膝关节为度。

【组穴方解】对冲门穴定位有两种认识，一是认为穴在腹股沟斜纹中的股动脉搏动处外侧 1cm 处；另一种则认为穴在腹股沟斜纹上方，髂外动脉搏动处外侧 1cm 处。由于此两种定位分别位于标准冲门穴定位的上下，故将其分别命名为上冲门、下冲门，三穴常同用即"冲门三穴"。冲门穴因其位于腹股沟，且靠近大动脉，故临床不常用。李志道教授将临床与现代解剖结合，将冲门三穴作为一组用于治疗下肢肢体经络疾病的常用穴。

冲门属太阴脾经，"足太阴之筋……其直者，络于膝内辅骨，上循阴股，结于髀，聚于阴器"，穴下有股直肌、股外侧肌、股神经等分布。股神经发出的数条肌支支配髂肌、耻骨肌、股四头肌和缝匠肌。股四头肌的主要功能是伸膝和屈髋，人体直立时维持下肢的稳定。股神经皮支穿腹股沟韧带后分出数条皮支，如股中间皮神经、股内侧皮神经等，支配大腿内侧和前面的皮肤感觉。隐神经为股神经发出的最长皮支，伴随股动脉进入收肌管下行，于膝关节内侧缝匠肌下端的深面浅出至皮下，沿小腿内侧面下行至足内侧缘，沿途发支分布于膝关节、髌下、小腿内侧面及足内侧缘的皮肤。针刺该组穴位可用于治疗股神经、隐神经病变所致诸疾，及髋关节、膝关节等下肢不遂等病症。冲门穴又是治疗股神经痛的主穴，故该组穴是治疗大腿前部神经肌肉病变的要穴。

足太阴脾经"上循阴股……聚于阴器"，《灵枢·经脉》言脾经主病"水闭"，即小便不利诸症，《针灸甲乙经》言冲门穴"治寒气腹满，癃，身热，腹中积聚疼痛，又主阴疝"，穴处动脉应手，脾经之气由此而上冲入腹，故该组穴亦可治疗泌尿生殖诸疾。对于腹胀、胎气上冲之候，以手按压此穴即有效。

阴股三穴

【穴位组成】足五里　阴廉　急脉

【腧穴定位】

足五里　肝经腧穴，在股前区，气冲直下 3 寸，动脉搏动处。

阴廉　肝经腧穴，在股前区，气冲直下 2 寸。

急脉　肝经腧穴，在腹股沟区，横平耻骨联合上缘，前正中线旁开 2.5 寸。

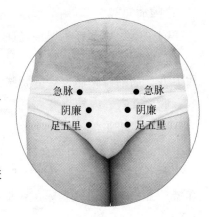

【解剖位置】该组穴局部有长收肌、短收肌、大收肌、小收肌、耻骨肌、闭孔外肌。浅层布有股神经前皮支，深层布有闭孔神经前支与后支以及广泛分布的动静脉等。

【取穴方法】参照定位取穴。

【主治病症】

（1）部位主治：闭孔神经痛、髋关节收展不利。

（2）经络主治：疝气、阴挺、睾丸疼痛、月经不调、小腹痛、少腹痛等泌尿生殖系诸疾。

【随症配穴】

（1）部位主治：①闭孔神经痛：配阿是穴、股前九穴、居髎、三风市，伴腰部不适加阿是穴，腰痛穴，腰夹脊及腰部膀胱经第一、二侧线；②髋关节收展不利：臀三穴、三风市，伴髋关节屈伸不利加股前九穴、股后五穴、居髎、带脉、冲门三穴。

（2）经络主治：配净府五穴、固精四穴（此二组多用于男性）、胞宫七穴（多用于女性）、肾区、秩边透水道、前阴病四穴、足三阴七穴。①肝气郁滞：加逍遥五穴、胆经四透、行间、期门、阳陵泉、丘墟透照海；②急躁、尿黄：加行间、太冲、侠溪、期门、阳陵泉、滋阴三穴、劳宫；③膀胱湿热：加地机、中极、秩边透水道、膀胱俞、阴陵泉、三阴交、利水消肿五穴；④肺热壅盛：加鱼际四穴、合谷；⑤痰瘀阻络：加中封、血海或化瘀四穴、祛痰化浊四穴。

【刺灸方法】直刺 1.0~1.5 寸。

【组穴方解】闭孔神经发出肌支主要支配闭孔外肌、长收肌、短收肌、大收肌、股薄肌等。在以上肌肉的协同作用下髋关节完成内收与外展的动作，并使髋关节微屈。闭孔神经皮支主要分布于大腿内侧皮肤。闭孔神经损伤表现为内收肌瘫痪，大腿不能内收，外旋无力，卧位时患肢内收困难，坐位时患肢不能置于健侧腿上，虽能行走，但病侧下肢外斜，同时可能伴有大腿内侧面中部小块皮肤感觉障碍。阴股三穴恰位于闭孔神经处，故该组穴可用于治疗闭孔神经损伤引起的大腿前内侧感觉异常及大腿收展活动受限等疾患。

阴股三穴均属肝经，"肝足厥阴之脉……循股阴，入毛中，过阴器，抵小腹……是动则病腰痛不可以俯仰，丈夫𤸷疝，妇人少腹肿，甚则嗌干，面尘，脱色。是主肝所生病者，胸满，呕逆，飧泄，狐疝，遗溺，闭癃"，是故可治疗足厥阴肝经经络循行所过疾病。

阴廉穴"其处有筋核如羊矢，穴在筋核下方"，"急脉与阴廉同一穴底，其实则一穴也。急脉在筋核上方，阴廉在筋核下方，后人强分之耳。核下有脉，其动滑促，因名急脉"。周楣声《针灸穴名释义》言："能舒前阴及下腹筋脉拘急诸病。"

该组穴位同属一经，定位相近，局部解剖相似，临床常组合或交替使用。

股前九穴

【穴位组成】股前九穴

【腧穴定位】

股前九穴 在大腿前部，自髌骨外上角至股骨大转子最高点与髂前上棘中点连线、髌骨上缘中点至髂前上棘连线、髌骨内上角至冲门穴连线做三条体表弧线，各分为4等份，三条连线分别取上1/4与下3/4的交点、连线中点、上3/4与下1/4的交点，共九穴。

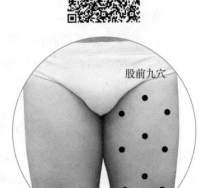

股前九穴

【解剖位置】股前九穴局部分布有股四头肌（股直肌、股中间肌、股内侧肌和股外侧肌）以及股神经，其中股神经肌支支配股前侧肌群，皮支支配股前部皮肤。

【取穴方法】参照定位取穴。

【主治病证】

（1）部位主治：中风后下肢不遂、膝关节疼痛及屈伸不利、股神经痛等下肢病症。

（2）其他主治：腰部病症。

【随症配穴】

（1）部位主治：①中风后下肢不遂：加环跳、冲门、股后五穴、腘下四穴、小腿前外侧六穴、利趾三穴；②膝部疼痛、屈伸不利：加阿是穴、股后五穴、腘下四穴、犊鼻、内膝眼、阳陵泉；③股神经痛：加阿是穴、冲门、居髎、带脉、腰夹脊、肾俞、气海俞、大肠俞。

（2）其他主治：腰部病症：配阿是穴、肾区、腰痛穴、委中。①腰脊柱正中痛：加水沟、支沟；②腰两侧痛：加二白、攒竹；③单侧腰痛：加同侧条口透承山；④急性腰痛：加后溪透合谷。

【刺灸方法】针尖朝膝关节方向斜刺2.0~3.0寸，至局部酸胀。若肌肉松弛无力，可施以捻转手法以促进肌肉收缩。

【组穴方解】此组穴主要作用于股四头肌肌腹。股四头肌作为全身最大最有力的肌肉之一，由4个头组成：股直肌起自髂前下棘及髋臼上缘；股内侧肌和股外侧肌分别起自股骨粗线内、外侧唇和转子间线；股中间肌位于股直肌的深面，在股内、外侧肌之间，起自股骨体的前外侧面上3/4。4个头向下联结人体最大的籽骨——髌骨和髌骨韧带。股前九穴内侧纵向三穴分布于股内侧肌，外侧纵向三穴位于股外侧肌，中间纵向三穴分布于股直肌和股中间肌。股四头肌的主要功能是伸膝和屈髋，因此该组穴用于治疗下肢屈伸不利等相关病症。

中风患者伴发的痉挛性瘫痪多因为下肢肌张力增高，涉及的肌肉群主要是股四头肌、比目鱼肌、腓肠肌。"足阳明之筋，起于中三指，结于跗上，邪外上加于辅骨，上结于膝外廉，直上结于髀枢……其直者，上循骭，结于膝；其支者，结于外辅骨，合少阳；其直者，上循伏兔，上结于髀。"股四头肌分布于足阳明经筋上，其病则"足中指支，胫转筋，脚跳坚，伏兔转筋"，这与中风后下肢痉挛状态时大腿前侧的肌肉紧张相似。"病在筋，调之筋"，故取股前九穴以调畅局部气机，"以通为补"，从而达到缓解股四头肌痉挛的目的。需要注意的是，中风后下肢痉挛性瘫痪的治疗目的在于放松紧张的股四头肌，减弱肌腱的异常牵拉，故针刺时应避免采用提插、捻转等强刺激手法，以防肌张力增高，而对于其他病症，如股神经痛并发的下肢屈髋无力，此时支配股四头肌的股神经受累，肌肉处于松弛状态，给予适度提插、捻转，能促进松弛肌肉的收缩、提高肌力，从而恢复髋关节的屈曲。

此组穴也是治疗膝骨性关节炎等膝部病症的重要组穴。由于疼痛刺激而造成膝关节附近的肌肉长期处于紧张牵拉状态，致使肌张力增高，针刺股前九穴可直接刺激股四头肌肌腹，能有效降低肌张力，同时改善不平衡的肌力，减小对髌骨及髌韧带的压力。此法避开了对疼痛的膝关节局部的再次刺激，作用于可能产生病变的肌肉，配合股后五穴、腘下四穴等可促进膝关节的屈伸，提高膝关节的稳定性，有利于恢复下肢正常运动功能。

股后五穴

【穴位组成】 股后五穴

【腧穴定位】

股后五穴　在大腿后侧，先将腘横纹和臀横纹分为 3 等份，其中腘横纹与臀横纹外 1/3 与内 2/3 交点连线为外侧线，以腘横纹与臀横纹内 1/3 与外 2/3 交点连线为内侧线，再将 2 条连线均分为 5 等份，外侧端连线由上至下与股二头肌交界处取 3 穴；内侧端连线由上至下与半膜肌、半腱肌交界处取 2 穴，共五穴。

【解剖位置】 股后五穴局部分布有股后皮神经以及由坐骨神经肌支支配的股二头肌长头、半腱肌、半膜肌、大收肌。

【取穴方法】 参照定位取穴。

股后五穴

【主治病证】

（1）部位主治：中风后下肢不遂、膝关节疼痛及屈伸不利、坐骨神经痛等下肢病症。

（2）其他主治：腰部病症。

【随症配穴】

（1）部位主治：①中风后下肢不遂：加环跳、冲门、股前九穴、腘下四穴、小腿前外侧六穴；②膝部疼痛、屈伸不利：加阿是穴、股前九穴、腘下四穴、犊鼻、内膝眼、阳陵泉；③坐骨神经痛：加阿是穴、坐骨神经四穴、臀三穴、大肠俞、关元俞。

（2）其他主治：腰部病症：配阿是穴、肾区、腰痛穴、委中。①腰脊柱正中痛：加水沟、支沟；②腰两侧痛：加二白、攒竹；③单侧腰痛：加同侧条口透承山；④急性腰痛：加后溪透合谷。

【刺灸方法】直刺或朝腘窝方向斜刺 2.0~3.0 寸，至局部酸胀。

【组穴方解】股后五穴主要作用于腘绳肌及大收肌肌腹。腘绳肌群由 3 块肌肉共同组成，其中半膜肌、半腱肌组成内侧腘绳肌，股二头肌长头组成外侧腘绳肌。该肌群共同的起点位于骨盆的坐骨结节，均跨越膝关节；半膜肌位于半腱肌的深面，二者向下均止于胫骨内侧，而股二头肌长头止于腓骨头外侧。大收肌起点位于坐骨结节及闭孔前下缘，止于股骨粗线内侧唇上。故股后五穴的内侧纵向二穴分布有内侧腘绳肌和大收肌，外侧纵向三穴主要分布有股二头肌长头。

腘绳肌与股四头肌是拮抗肌，功能与股四头肌相反，主要是使膝关节屈曲，与臀大肌共同作用使髋关节伸展。屈膝时，股二头肌使小腿旋外，而半腱肌和半膜肌使小腿旋内，所以腘绳肌在膝关节做旋转运动时具有稳定关节的作用。大收肌主要作用是内收髋关节。股后五穴直接刺激股后屈肌群肌腹，常与股前九穴配合用于下肢屈伸不利等病症的治疗。

臀 三 穴

【穴位组成】臀三穴

【腧穴定位】

臀三穴　在臀部，股骨大转子最凸点与骶管裂孔连线的内 1/4 与外 3/4 的交点、连线中点、内 3/4 与外 1/4 的交点，共 3 穴。

【解剖位置】臀三穴局部分布有臀大肌、臀中肌、梨状肌，臀上皮神经、臀下皮神经、臀下神经。

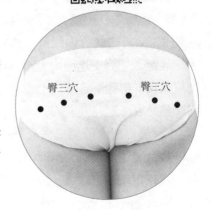

臀三穴　　　臀三穴

【取穴方法】参照定位取穴。

【主治病证】

部位主治：臀上皮神经炎等臀部及腿部病症。

【随症配穴】

部位主治：臀上皮神经炎：配阿是穴、秩边、腰夹脊、三焦俞、肾俞、气海俞。①大腿后侧感觉障碍：加坐骨神经四穴、股后五穴、委中；②腰痛：配阿是穴、肾区、腰痛穴、委中。

【刺灸方法】直刺 2.0~3.0 寸，至局部酸胀。

【组穴方解】臀三穴主要作用于臀大肌、臀中肌以及梨状肌肌腹。臀大肌是臀部肌肉中最大而最表浅的肌肉，几乎占据了整个臀部皮下，主要参与伸展及外旋髋关节，其远端借助髂胫束稳定髋关节外侧和膝关节。梨状肌和臀中肌位于臀大肌深面，梨状肌起自骶骨两侧部的盆面，臀中肌起自髂骨翼外面，二者止点位于股骨大转子，主要作用是外旋及外展髋关节。其中梨状肌是最重要的髋关节外旋肌，而臀中肌是髋部主要的外展肌之一，并可使髋关节做除了内收以外所有方向的运动，在人体直立时可稳定骨盆，从而稳定躯干。该穴位局部有臀上皮神经等分布，因此，该组穴可用于臀上皮神经炎等臀部及腿部病症的治疗。

由于臀肌与腰背筋膜、背阔肌、骶棘肌之间存在紧密的解剖学关系，在腰、脊柱与臀部、腿部的各种功能运动中，它们之间承受应力传递关系，所以当腰骶部软组织发生损害时，除了腰背筋膜与骶棘肌、骶髂关节区域局部的病变，还涉及到与之紧密延续的臀肌附着处。鉴于此，针对慢性腰背痛的患者存在的臀肌无力现象，除了腰背部选穴外，常配合臀三穴治疗。

坐骨神经四穴

【穴位组成】环跳　殷门　承扶　秩边

【腧穴定位】

环跳　胆经腧穴，在臀区，股骨大转子最凸点与骶管裂孔连线的外 1/3 与内 2/3 交点处。足少阳、足太阳经交会穴。

承扶　膀胱经腧穴，在股后区，臀沟的中点。

殷门　膀胱经腧穴，在股后区，臀沟下 6 寸，股二头肌与半腱肌之间。

秩边　膀胱经腧穴，在骶区，横平第 4 骶后孔，骶正中嵴旁开 3 寸。

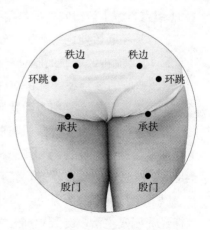

【解剖位置】该组穴局部分布有股后皮神经、坐骨神经、股二头肌长头、半腱肌、半膜肌、大收肌、臀大肌、梨状肌、臀下皮神经、臀下神经。

【取穴方法】侧卧位，下方腿伸直，上方腿屈膝，先找到股骨大转子最凸点与骶管裂孔，拇指从大转子向骶管裂孔连线方向滑移止处凹陷即是环跳。沿着大腿外侧向内侧推寻，在股二头肌肌腱的内侧缘取殷门穴。在委中与殷门穴连线上与臀横纹交点上取承扶穴。秩边平骶管裂孔，俯卧位，后正中线旁开3寸处。

【主治病证】

（1）部位主治：坐骨神经痛、腓总神经卡压症。

（2）其他主治：腰脊痛。

【随症配穴】

（1）部位主治

坐骨神经痛：配阿是穴、臀三穴、大肠俞、关元俞。①大腿后侧痛：加阿是穴、股后五穴；②小腿后外侧、足跟足底麻木疼痛：加腘下四穴、胫神经五穴；③小腿前外侧感觉障碍：加小腿前外侧六穴、腓总神经四穴；④足背麻木疼痛：加八风、腓深神经五穴、腓总神经四穴。

腓总神经痛：配阿是穴、腓总神经四穴、小腿前外侧六穴。

（2）其他主治：腰部病症：配阿是穴、肾区、腰痛穴、委中。①腰脊柱正中痛：加水沟、支沟；②腰两侧痛：加二白、攒竹；③单侧腰痛：加同侧条口透承山；④急性腰痛：加后溪透合谷。

【刺灸方法】环跳、殷门均直刺2.5~3.0寸，得气后施以提插手法。二穴针感有两种：①针尖微向内，针感可沿下肢后侧向下传导，自臀部正后方传至腘窝，再传至足跟和足底；②针尖微向外，针感可沿下肢外侧向下传导，自臀部正后方传至腘窝，再沿腘窝外侧缘向外下方行，至小腿前面，并传至足背。秩边、承扶直刺2.0~3.0寸，至局部酸胀。

【组穴方解】该组穴主要作用于坐骨神经及其周围肌肉群。作为全身最大的神经，坐骨神经起始处宽约2cm，分为胫神经和腓总神经两部分：起于第4、5腰神经及第1、2骶神经后股的腓总神经纤维在后外侧；起于第4、5腰神经及第1、2、3骶神经前股的胫神经纤维在前内侧，两部合并包于一个结缔组织鞘内。坐骨神经位于臀大肌深面，一般自梨状肌下孔穿出，约在坐骨结节与大转子之间的中点处下降，在股后部行于大收肌与股二头肌长头之间。肌支主要支配腘绳肌；下降至腘窝上角处分为胫神经和腓总神经两个终支：胫神经及其分支分布于小腿后侧至足底，腓总神经及其分支分布于小腿外侧至足背。

以上坐骨神经及其分支与足三阳经、足少阴经在下肢的循行路径相似，且坐骨神经痛四穴主治多与腰腿痛相关，如"腰胁相引痛急，髀筋瘈胫，股痛不可屈伸，痹不仁，环跳主之"（《针灸甲乙经》），殷门主"腰痛得俛不得仰"（《针灸甲乙经》），承扶治"久痔尻臀肿"（《针灸大成》），因此将该组穴作为治疗坐骨神经痛、下肢痿痹以及腰脊痛等腰、臀、腿部病症的主穴。

以往文献多将坐骨神经痛分为足太阳型、足少阳型、足阳明型，李志道教授结合临床经验并反复进行解剖观察，将坐骨神经痛分为足阳明足少阳型（小腿外侧及足背疼痛即腓总神经痛）、足太阳足少阴型（小腿后及足底疼痛即胫神经痛），并认为足阳明足少阳型和足太阳足少阴型最常见，亦可出现混合型。基于坐骨神经及其分支与下肢腧穴的关系，环跳、殷门的位置正当坐骨神经干，又环跳为足太阳经与足少阳经交会穴，李志道教授治疗坐骨神经痛常在此二穴施分经得气法。

对于足阳明足少阳型坐骨神经痛，操作时针尖需微向外调，再行提插手法使针感向小腿外侧及足背走行，即在膝盖下沿足阳明经、足少阳经感传，此法目的在于刺中腓总神经，配合腓总神经四穴、腓深神经五穴，适用于以小腿外侧及足背麻木、疼痛等不适为主者。对于足太阳足少阴型坐骨神经痛，操作时针尖需微向内调，再行提插手法使针感向小腿后侧及足心走行，即在膝盖下沿足太阳经、足少阴经感传，此法目的在于刺中胫神经，配合腘下四穴或胫神经五穴，适用于以小腿后侧及足心麻木、疼痛等不适为主者。

环跳、殷门操作皆如上述，临证常交替使用，一般难以达到下针即得，必须通过耐心微调方可气至病所。由于此二穴针感均较强，具体操作应视患者的年龄、体质、病情以及针刺后的反应调整针感强度。

三 风 市

【穴位组成】风市　上风市　下风市

【腧穴定位】

风市　胆经腧穴。股部，髌底上 7 寸：直立垂手，掌心贴于大腿时，中指尖所指凹陷中，髂胫束后缘。

上风市　经外奇穴，股部，风市穴上 2 寸，髂胫束后缘。

下风市　经外奇穴，股部，风市穴下 2 寸，髂胫束后缘。

● 上风市
● 风市
● 下风市

【解剖位置】三风市局部有髂胫束、股外侧肌、股中间肌。浅层布有股外侧皮神经，深层有旋股外侧动脉降支的肌支和股神经的肌支。

【取穴方法】直立垂手，掌心贴于大腿时，中指尖所指凹陷处即为风市穴。稍屈膝，大腿稍内收提起，可显露髂胫束。

【主治病症】

（1）部位主治：股外侧皮神经痛、髋关节屈伸不利等下肢病症。

（2）经络主治：腰痛、耳鸣、耳聋。

（3）穴性主治：风疹。

【随症配穴】

（1）部位主治：①股外侧皮神经痛：配阿是穴、居髎、股外穴（股外侧皮神经出口，在腹股沟韧带下 3~5cm 处，与冲门穴及髂前上棘三点构成一个以股外穴为顶点的等腰三角形）、腰夹脊等；②髋关节屈伸不利：配股前九穴、股后五穴、居髎、带脉、冲门三穴以及腰部膀胱经第一、二侧线等。

（2）经络主治：①腰痛：配阿是穴、肾区、腰痛穴、委中、顶灵三穴、腰痛二穴；②耳鸣、耳聋：配耳屏前三穴、耳周六穴、风池、翳风、天容。

（3）穴性主治：风疹：配风池、曲池、大椎、化瘀四穴。

【刺灸方法】直刺 1.0~1.5 寸，至局部酸胀。

【组穴方解】风市穴首见于《肘后备急方》，该穴简便取穴法也最早载于此书。早期文献只载其取穴法，而无相关部位的描述。元代《窦太师针经》补充风市穴在"膝上七寸"，这也是风市穴体表定位与简便取穴法的由来。李志道教授以"股部，髌底上 7 寸"作为风市定位，并将风市及其上下 2 寸处纳入组穴"三风市"。该组穴均循行于足少阳胆经之上，既能避开风市穴定位之争论，又可加强其疗效。

足少阳经筋可至外踝、膝关节及腰骶部，"起于小指次指，上结外踝，上循胫外廉，结于膝外廉；其支者，别起外辅骨，上走髀，前者结于伏兔之上，后者结于尻"。风市及其上下各 2 寸处得气，即进行经筋刺法，能扩大治疗范围。"膝腿无力身力难，原因风湿致伤残，尚知二市穴能灸，步履悠悠渐自安（二市穴：风市、阴市二穴）"（《玉龙歌》），"腿股转酸难移步，妙穴说与后人知。环跳风市及阴市，泻却金针病自除"（《胜玉歌》）。针刺风市依次刺入髂胫束、股外侧肌、股中间肌。髂胫束属于阔筋膜张肌，阔筋膜张肌位于大腿上部前外侧，起自髂前上棘，肌腹在阔筋膜两层之间，向下移行于髂胫束，止于胫骨外侧髁，使阔筋膜紧张并屈髋。股外侧肌和股中间肌又和髂腰肌同属于髋肌的前群，髂腰肌由腰大肌和髂肌组成，而股外侧肌与股中间肌属于股四头肌，是膝关节强有力的伸肌。该组穴与腰腿部的肌肉都有联系，为三风市治疗股外侧皮神经痛、髋关节屈伸不利等下肢病症提供了解剖生理学基础。

《素问·五脏生成篇》曰："目冥耳聋，下实上虚，过在足少阳厥阴"，因此耳部病症是足少阳胆经的主治之一。风市为足少阳胆经的要穴，有疏风热、清胆火、通经络、理气血的作用，而耳鸣耳聋的主要病因多为胆火炽盛、脾肾亏虚或外感风热，故三风市可作为治疗耳部疾患之要穴。

《针灸大成》云："主中风腿膝无力，脚气，浑身瘙痒，麻痹，厉风疮。"《医宗金鉴》曰："主治腿中风湿，疼痛无力，脚气，浑身瘙痒，麻痹等证。"三风市针对全身的各部麻木、疼痛、荨麻疹、痹证等均可选用。

腘下四穴

【穴位组成】委中　合阳　承山　承筋

【腧穴定位】

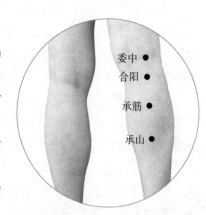

委中　膀胱经腧穴，在膝后区，腘横纹中点。合穴，膀胱之下合穴。

合阳　膀胱经腧穴，在小腿后区，腘横纹下2寸，腓肠肌内、外侧头之间。

承筋　膀胱经腧穴，在小腿后区，腘横纹下5寸，腓肠肌两肌腹之间。

承山　膀胱经腧穴，在小腿后区，腓肠肌两肌腹与肌腱交角处。

【解剖位置】腘下四穴局部分布有腓肠肌、比目鱼肌、跖肌、腘肌、胫骨后肌，胫神经及其皮支腓肠内侧皮神经、腓肠神经。

【取穴方法】取承山时，让患者伸直小腿并足部跖屈，腓肠肌肌腹下即出现尖角凹陷（腓肠肌内、外侧头分开的地方，呈"人"字形沟）。其余参照定位取穴。

【主治病证】

（1）经络主治：腰骶痛；中风后下肢不遂、足下垂、足内翻、坐骨神经痛等下肢病症；痔疮、便血等肛肠病。

（2）功效主治：瘾疹、丹毒、湿疹等热性皮肤病；呕吐腹泻、腹满等胃肠病症；癃闭、遗尿等水液代谢障碍性病症。

【随症配穴】

（1）经络主治

腰部病症：配阿是穴、肾区、腰痛穴、委中。①腰、脊柱正中痛：加水沟、支沟；②腰两侧痛：加二白、攒竹；③单侧腰痛：加同侧条口透承山；④急性腰痛：加后溪透合谷。

下肢病症：①中风后下肢不遂：加冲门、环跳、股前九穴、股后五穴、小腿前外侧六穴；②足内翻、足下垂：加小腿前外侧六穴、腓深神经五穴、丘墟透照海；③坐骨神经痛：加阿是穴、坐骨神经四穴、臀三穴、大肠俞、关元俞。

（2）功效主治：水液代谢障碍性病症：配前阴病四穴、净府五穴、秩边透水道、足三阴七穴。①癃闭：加丹田三穴、大肠俞、三阴交；②遗尿：加丹田三穴、神阙。

【刺灸方法】针刺委中时取在腘窝中点外侧 0.5cm 处进针，直刺 0.6~1.0 寸左右，便可循经得气，刺深反而不得气，施以提插手法刺激胫神经可出现向下放射的针感。此穴还可用三棱针点刺阳络放血，并加拔罐疗法。合阳直刺 0.5~1.0 寸，承筋直刺 1.0~1.5 寸，承山直刺 2.0~2.5 寸，均可循经得气。

【组穴方解】腘下四穴皆属膀胱经，太阳直行入络肾，其直之支别由四髎下行，背两侧膀胱经之支别横入髀枢，皆合于委中穴，膝后两筋之间为腘，故曰委中；过膝之后下行，故曰合阳，以太阳两脉合而得名。膝后有大筋二条，下膝合于腨肠，承筋承之。再下腿肚隆起如高山象，又有下垂之象，故曰承山。足太阳"从腰中，下挟脊，贯臀，入腘中……从髆内左右，别下贯胛，挟脊内，过髀枢，循髀外从后廉下合腘中，以下贯腨内，出外踝之后"，故腘下四穴能治疗背腰部及下肢部的经脉病。此组穴深层均分布有胫神经，除委中穴之外，余三穴分布有腓肠肌、比目鱼肌，合阳穴深层有跖肌，承筋穴深层为腘肌，承山深刺可及胫骨后肌肌腹。因腓肠肌、腘肌收缩能屈曲膝关节，故针刺此组穴配合股前九穴对于股四头肌肌力低、腘肌紧张导致的膝关节疼痛可有缓解作用。由于腓肠肌、比目鱼肌、跖肌的作用是使足跖屈，故此组穴常与小腿前外侧六穴联用，通过协调踝关节跖屈肌群、背伸肌群的关系治疗足内翻、足下垂。

委中又名血郄，为血气深聚之处，故善治血分毒热之皮肤病；承筋穴在腓肠肌处，是小腿承受重力主要筋肉，取之可通调太阳经气，太阳主表，故能治疗瘾疹等病。此四穴合用可疗皮肤相关病症。又委中穴是膀胱之下合穴，委阳为太阳之别络、三焦下合穴，膀胱、三焦具有调节水液代谢之功，故取腘下四穴可治疗水液代谢失常而致的疾病，如癃闭、遗尿等。

痔疮虽大肠病，然太阳经去肛门而下合于委中以下诸穴，故宜治之以撤其热，而使之下行。"足太阳之正，别入腘中，其一道下尻五寸，别入于肛，属于膀胱，散之肾，循膂，当心入散"，故多取腘下四穴作为治疗肛肠病的主穴。

太阳主表，最易感受外邪而发病，夏秋之季，暑湿蕴蒸，易于侵袭人体中焦而发吐泻。委中乃足太阳膀胱之合穴、下合穴，配五行属土，土应于脾胃，委阳乃三焦下合穴，三焦下通膀胱，"合主逆气而泄""合治内腑"，承筋、承山有舒筋活血、调肠理气的作用，故四穴可治疗胃肠病。足太阳经脉"上额，交巅……从巅入络脑"，因此除治下肢不遂等病症外，腘下四穴还可作为中风昏迷、癫疾瘛疭、风痫转筋等神志病症的常用配穴。

小腿前外侧六穴

【穴位组成】足三里　丰隆　悬钟　跗阳　足三里对称点　丰隆对称点

【腧穴定位】

足三里　胃经腧穴，在小腿外侧，犊鼻下 3 寸，胫骨前嵴外 1 横指处，犊鼻与解溪连线上。合穴，胃之下合穴。

丰隆　胃经腧穴，在小腿外侧，外踝尖上 8 寸，胫骨前肌的外缘。络穴。

悬钟　胆经腧穴，在小腿外侧，外踝尖上 3 寸，腓骨前缘。髓会。

跗阳　膀胱经腧穴，在小腿后区，昆仑直上 3 寸，腓骨与跟腱之间。阳跷脉之郄穴。

足三里对称点　经外奇穴，在腓骨后缘与足三里相平处。

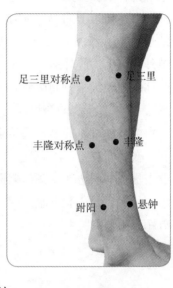

丰隆对称点　经外奇穴，在腓骨后缘与丰隆相平处。

【解剖位置】小腿前外侧六穴局部分布有腓肠外侧皮神经分支、腓浅神经、腓深神经、胫骨前肌、踇长伸肌、趾长伸肌、第三腓骨肌、腓骨长肌、腓骨短肌。

【取穴方法】用拇指沿胫骨前嵴向下推，或沿胫骨体向上推，至平胫骨粗隆，外侧一横指交点处即足三里。悬钟位于外踝上 3 寸，腓骨前缘凹陷与胫前动脉之间。其余参照定位取穴。

【主治病证】

部位主治：中风后下肢不遂、足内翻、足下垂以及腓总神经痛等下肢病症。

【随症配穴】

部位主治：①中风后下肢不遂：加冲门、环跳、股前九穴、股后五穴、腘下四穴；②足内翻、足下垂：加腘下四穴、腓深神经五穴、丘墟透照海；③腓总神经痛：加阿是穴、腓总神经四穴。

【刺灸方法】直刺 1.0~1.5 寸，至局部酸胀。

【组穴方解】该组穴的前侧三穴主要作用于胫骨前肌、踇长伸肌、趾长伸肌；外侧三穴主要作用于腓骨长肌、腓骨短肌、第三腓骨肌、踇长屈肌及比目鱼肌肌腹。其中，参与踝关节背屈的肌肉包括由腓深神经支配的胫骨前肌、踇长伸肌、趾长伸肌、第三腓骨肌；第三腓骨肌还与由腓浅神经支配的腓骨长肌、腓骨短肌共同参与踝关节外翻。发生足内翻时，出现踝内翻肌群（胫骨前肌、胫骨后肌、趾长屈肌、拇长屈肌）的痉挛及踝外翻肌群（腓骨长肌、腓骨短肌、第三腓骨肌）的迟缓。足下垂则见踝跖屈肌群（小腿三头肌、腓骨长肌、腓骨短肌、胫骨后肌、趾长屈肌、拇长屈肌）痉挛牵拉及踝背伸肌群（胫骨前肌、趾长伸肌、踇长伸肌、第三腓骨肌）无力。

上述肌群分布与足阳明、足少阳经筋循行相似，"足阳明之筋，起于中三指，结于跗上，邪外上加于辅骨，上结于膝外廉"，"足少阳之筋，起于小指次指，上结外踝，上循胫外廉，结于膝外廉"。"阴跷为病，阳缓而阴急"，中风后足内翻是肢体阴侧经筋拘急而阳侧经筋迟缓所致。"阳明虚则宗筋纵，带脉不引，故足痿不用"，该组穴小腿前侧纵向三穴分布于伸踝肌群上，属足阳明经，外侧纵向三穴位于踝关节外翻肌群上，属足少阳经。《灵枢·卫气失常》："筋部无阴无阳，无左无右，候病所在"，针刺本组穴可通过针刺足阳明、足少阳经筋，增强踝关节背伸肌群力量，并预防踝关节内翻损伤，进而调整下肢阴急阳缓的状态，激发阳明经气。治疗中风后足内翻、足下垂，临床上该组穴常与腘下四穴配合使用以协调与踝关节跖屈肌群的关系。

足阳明四穴

【穴位组成】梁丘　足三里　上巨虚　下巨虚

【腧穴定位】

梁丘　胃经腧穴，在股前区，髌底上 2 寸，股外侧肌与股直肌肌腱之间。郄穴。

足三里　胃经腧穴，在小腿外侧，犊鼻下 3 寸，胫骨前嵴外 1 横指处，犊鼻与解溪连线上。合穴，胃之下合穴。

上巨虚　胃经腧穴，在小腿外侧，犊鼻下 6 寸，犊鼻与解溪连线上。大肠之下合穴。

下巨虚　胃经腧穴，在小腿外侧，犊鼻下 9 寸，犊鼻与解溪连线上。小肠之下合穴。

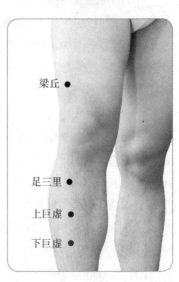

【解剖位置】该组穴局部分布有股直肌、股外侧肌、胫骨前肌、胫骨后肌、踇长伸肌、趾长伸肌、第三腓骨肌、腓骨长肌、腓骨短肌以及腓浅神经、腓深神经等。

【取穴方法】以拇指沿胫骨前嵴向下推，或沿胫骨体向上推，至平胫骨粗隆下缘处向外一横指即为足三里穴。上巨虚、下巨虚按照骨度折量后均距离胫骨嵴外缘一横指。梁丘参照定位取穴。

【主治病证】

（1）部位主治：坐骨神经痛、膝关节痛、足内翻等。

（2）经络主治：恶心呕吐、腹痛、腹泻等脾胃系病症；目不明、鼻塞鼻衄、耳聋耳鸣、咽喉肿痛等头面五官病症；咳痰、喘憋、心悸等心肺系病症；癫狂、失眠等神志病症。

（3）穴性主治：遗尿、尿频、小便不利，中气不足所致脏器脱垂。

【随症配穴】

（1）部位主治：①坐骨神经痛：配坐骨神经四穴、腓总神经四穴等；②膝关节痛：配阿是穴、股前九穴、股后五穴、腘下四穴、阳陵泉、内外膝眼等；③足内翻：配小腿前外侧六穴、腘下四穴等。

（2）经络主治：①脾胃系病症：配脾胃区、中腹部四穴、运中气穴等；②头面五官病症：配脑空透风池，眼部疾患加眼病六穴，鼻部疾患加鼻病六穴，咽喉疾患加项中四穴、内踝三穴、咽喉三穴；③咳嗽、咳痰：配祛痰化浊四穴、大椎、肺俞、天突；④心悸：配心俞、调心神三穴、腕掌侧三穴、膻中等；⑤神志病症：配胆经四透、外四神聪透百会、透四关、脑空透风池、三阴交、内关等。

（3）穴性主治：①遗尿、尿频、小便不利：配秩边透水道、补三气穴、净府五穴、丹田三穴、滋阴三穴、神阙；②脏器脱垂：配外四神聪透百会、运中气穴、补三气穴、脾俞、阳陵泉，胃下垂加上脘、胃俞，肾下垂加肾俞、京门，子宫下垂加倒三角、次髎、提托，脱肛加长强、天枢、大肠俞。

【刺灸方法】足三里、上巨虚、下巨虚穴均可直刺1.0~2.0寸。中风下肢无力等患者可针刺得气后行雀啄手法，以获得沿足阳明经向脚背放射的针感，此感传路线与腓深神经通路相一致。治疗胃肠病症施以捻转手法，针感以局部酸胀为主，亦可以行雀啄手法获得沿足阳明经向脚背放射的针感。强壮保健常用灸法。

【组穴方解】足阳明四穴为胃经腧穴，梁丘为胃经郄穴，是本经气血深聚的部位，有疏肝和胃、通经活络作用，临床多用梁丘穴治疗因胃肠功能障碍而导致的疼痛性疾病。足阳明经属胃络脾，足三里为足阳明的合穴，五行属土，为胃经下合穴，"胃者水谷之海，其输在气街，下至三里"；上巨虚、下巨虚分别为大肠、小肠经的下合穴，"小肠者，受盛之官，化物出焉"，故三穴同用又有"三合穴"之称。"合治内腑"，故三穴可治胃肠等内腑病症，与梁丘同用可扩大胃肠病的治疗范围。

足阳明经筋起于足，结于髀枢，属脊，并聚于阴器，而小腹痛、腰脊痛引睾丸又属小肠疝气范畴，故取足阳明四穴可治疗泌尿系病症及小肠诸疾。此外，胃经"以下髀关，抵伏兔，下膝髌中，下循胫外廉，下足跗，入中指内间；其支者，下廉三寸而别，下入中指外间"，小腿胫骨前嵴外缘一横指的部分正是胃经所过，足三里、上巨虚、下巨虚同在一条缝隙之中，穴间分布有腓总神经，其所治症大同小异。上巨虚合于大肠，下巨虚合于小肠，穴在腿膝，故对于腓总神经痛、坐骨神经痛以及膝关节痛等病症有较好的疗效。足阳明四穴亦可治疗中风病足内翻，针刺足阳明四穴可以刺激腓总神经的腓深神经的肌支，多与小腿前外侧六穴交替使用。

脾胃为气血生化之源，阳明经多气多血，故足阳明四穴可补益气血，通过调整后天之气，以达补益先天之气和宗气的作用，可用于治疗气血亏虚所致的遗尿、尿频、小便不利以及中气不足所致脏器脱垂。脾为生痰之源，肺为贮痰之器，足阳明经合穴配五行属土，补之可培土生金、健脾益肺、化痰止咳，且大肠与肺相表里，小肠与心相表里，故取四穴可治疗痰邪所致癫狂、妄笑、脏躁、失眠等神志病症，也可作为脾虚咳嗽的治本之法。又足阳明经别"上通于心"，心主血脉，故四穴具生血行血之功，可治疗由脾胃失调导致的心悸、胸闷气短、卒心痛等心系病症。

腓总神经四穴

【穴位组成】浮郄　委阳　阳陵泉　陵下
【腧穴定位】

浮郄　膀胱经腧穴，在膝后区，腘横纹上1寸，股二头肌肌腱的内侧缘。

委阳　膀胱经腧穴，在膝部，腘横纹上，股二头肌肌腱的内侧缘。三焦之下合穴。

阳陵泉　胆经腧穴，在小腿外侧，腓骨头前下方凹陷中。合穴，胆之下合穴，筋会。

陵下　经外奇穴，腓骨头下方，腓骨颈处。

【解剖位置】局部分布有股二头肌长头肌肌腱、半膜肌肌腱、腓骨长肌、腓骨短肌、趾长伸肌、腓总神经、腓深神经、腓浅神经。

【取穴方法】沿腓骨头推至前下方凹陷处为阳陵泉。先找到腓骨头，再沿腓骨头直下推至腓骨颈处为陵下穴。

【主治病证】

部位主治：坐骨神经痛、腓总神经卡压症。

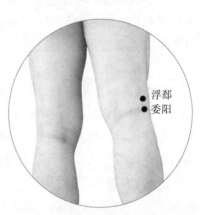

浮郄
委阳

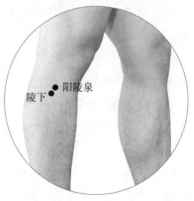

陵下　阳陵泉

【随症配穴】

部位主治

坐骨神经痛：配阿是穴、坐骨神经四穴、臀三穴、大肠俞、关元俞。①大腿后侧痛：加阿是穴、股后五穴；②小腿后外侧、足跟足底麻木疼痛：加腘下四穴、胫神经五穴；③小腿前外侧感觉障碍：加小腿前外侧六穴；④足背麻木疼痛：加八风、腓深神经五穴。

腓总神经痛：配阿是穴、小腿前外侧六穴。

【刺灸方法】委阳、浮郄直刺 1.0~1.5 寸，陵下浅刺 0.3~0.5 寸后施以提插手法，阳陵泉直刺 1.0~1.5 寸后施以提插手法。上述四穴针感均有两种。浮郄与委阳：①针尖微向内侧，针感可沿小腿前外侧向下传导；②针尖微向外侧，可沿小腿胫前侧向下传导。陵下与阳陵泉：①针尖微向后下方，针感可沿小腿前外侧向下传导；②针尖微向前下方，针感可沿小腿前侧向下传导。

【组穴方解】腓总神经四穴主要用以治疗沿腓总神经及其分支腓浅神经、腓深神经、腓肠外侧皮神经走行的坐骨神经痛（足阳明足少阳型）以及神经支配区域相关的病症。腓总神经是坐骨神经的主要分支之一，沿腘窝上外缘经股二头肌内缘下行，至腓骨头后方并绕过腓骨颈，向前穿腓骨长肌起始部，即分为腓浅神经及腓深神经两终支。浮郄、委阳、陵下分布有腓总神经，阳陵泉当腓总神经分为腓浅神经及腓深神经处，四穴可按分经得气法进行针刺治疗。

对于以小腿外侧面和足背、趾背大部分（第一、二趾背相对面皮肤和小趾外侧缘皮肤除外）的皮肤出现感觉障碍的坐骨神经痛及腓浅神经卡压的患者，在选用坐骨神经四穴的基础上需配合该组穴，其中针刺浮郄、委阳针尖微向内侧，陵下、阳陵泉针尖微向后下方，针感均以沿小腿前外侧向下传导至足背内侧及中间大部分为佳。由于腓浅神经肌支支配腓骨长、短肌，所以对于中风后足内翻患者，可在选用小腿前外侧六穴基础上，配合此组穴共同治疗，针刺方向及针感同上所述。

腓深神经肌支支配小腿肌前群（胫骨前肌、踇长伸肌和趾长伸肌）和足背肌（踇短伸肌和趾短伸肌），而胫骨前肌、踇长伸肌和趾长伸肌共同参与踝关节背伸，因此治疗中风后足下垂及足趾屈曲痉挛者可在选用小腿前外侧六穴基础上，配合此组穴及腓深神经五穴共同治疗，其中针刺浮郄、委阳针尖微向外侧，针刺阳陵泉、陵下针尖微向前下方，四穴针感可沿小腿胫前侧向下传导至一、二趾相对面的趾背皮肤。需要注意的是，由于神经纤维往往会互相交叠，且在感觉神经纤维分布的交界处相对模糊，所以刺中腓深神经后，患者感觉足背处的针感是相对泛泛的。

腓深神经五穴

【穴位组成】阳陵泉　足三里　悬钟　阳辅　解溪

【腧穴定位】

阳陵泉　胆经腧穴，在小腿外侧，腓骨头前下方凹陷中。合穴，胆之下合穴，筋会。

阳辅　胆经腧穴，在小腿外侧，外踝尖上 4 寸，腓骨前缘。经穴。

悬钟　胆经腧穴，在小腿外侧，外踝尖上 3 寸，腓骨前缘。髓会。

足三里　胃经腧穴，在小腿外侧，犊鼻下 3 寸，胫骨前嵴外 1 横指处，犊鼻与解溪连线上。合穴，胃之下合穴。

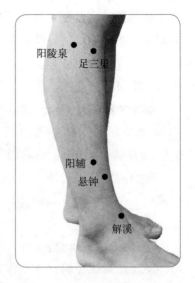

解溪　胃经腧穴，在踝区，踝关节前面中央凹陷中，拇长伸肌肌腱与趾长伸肌肌腱之间。经穴。

【解剖位置】该组穴局部分布腓骨长肌、腓骨短肌、趾长伸肌、腓总神经、腓深神经、腓浅神经。

【取穴方法】用拇指沿胫骨前嵴向下推，或沿胫骨体向上推，至平胫骨粗隆，外侧一横指交点处来取足三里。外踝上 3 寸，腓骨前缘凹陷与胫前动脉之间取悬钟。其余参照定位取穴。

【主治病证】

部位主治：腓深神经痛、腓总神经卡压症。

【随症配穴】

部位主治：腓深神经痛：配阿是穴、小腿前外侧六穴。腓总神经痛：配阿是穴、小腿前外侧六穴、腓总神经四穴。

【刺灸方法】阳陵泉直刺 1.0~1.5 寸后施以提插手法，其针感有两种：①针尖微向后下方，可沿小腿前外侧向下传导；②针尖微向前下方，可沿小腿胫前侧向下传导。悬钟在外踝上 3 寸处、胫骨前缘摸及胫前动脉，针尖朝动脉搏动处外侧进针，针感可沿足背向下传导。

【组穴方解】腓深神经五穴主要用以治疗沿腓总神经及其分支腓深神经走行的坐骨神经痛（足阳明足少阳型）以及神经支配区域相关的病症，如腓深神经痛等。足三里、阳辅、悬钟、解溪分布有腓深神经，解溪还分布腓浅神经。腓深神经皮支支配第一、二趾相对面的趾背皮肤感觉，肌支支配小腿肌前群（胫骨前肌、拇长伸肌和趾长伸肌）和足背肌（踇短伸肌和趾短伸肌）。胫骨前肌、踇长伸肌和趾长伸肌共同参与踝关节背伸，因此治疗中风后足下垂及足趾屈曲痉挛者可在选用小腿前外侧六穴基础上，配合此组穴及腓总神经四穴。

胫神经五穴

【穴位组成】委中　合阳　承山　三阴交太溪

【腧穴定位】

委中　膀胱经腧穴，在膝后区，腘横纹中点。合穴，膀胱之下合穴。

合阳　膀胱经腧穴，在小腿后区，腘横纹下2寸，腓肠肌内、外侧头之间。

承山　膀胱经腧穴，在小腿后区，腓肠肌两肌腹与肌腱交角处。

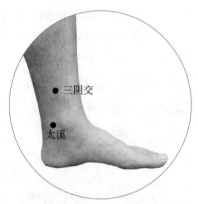

三阴交　脾经腧穴，在小腿内侧，内踝尖上3寸，胫骨内侧缘后际。足三阴经之交会穴。

太溪　肾经腧穴，在踝区，内踝尖与跟腱之间的凹陷中。原穴，输穴。

【解剖位置】局部分布有腓肠肌、比目鱼肌、跖肌、腘肌、胫骨后肌，胫神经及其皮支、腓肠内侧皮神经、腓肠神经。

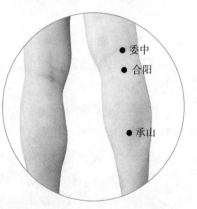

【取穴方法】以腘横纹11等分，由外至内第5等分处取委中，此点进针最易出现循经感传。取承山时让患者伸直小腿并足部跖屈，腓肠肌肌腹下出现尖角凹陷（即腓肠肌内、外侧头分开的地方，呈"人"字形沟）。其余参照定位取穴。

【主治病证】

部位主治：坐骨神经痛、胫神经卡压所致的足跟痛。

【随症配穴】

部位主治：坐骨神经痛：配阿是穴、坐骨神经四穴、臀三穴、大肠俞、关元俞。①大腿后侧痛：加阿是穴、股后五穴；②小腿后外侧、足跟足底麻木疼痛：加腘下四穴；③小腿前外侧感觉障碍：加小腿前外侧六穴、腓总神经四穴；④足背麻木疼痛：加八风、腓深神经五穴、腓总神经四穴。胫神经卡压所致足跟痛：配阿是穴、腘下四穴、足跟痛八穴。

【刺灸方法】委中直刺 1.0~1.5 寸。委中按国家标准定位针刺时，若想出现循经感传，可进针时向外斜刺 10° 或可以上文所述定位进针直刺 0.6~1.0 寸，行雀啄手法，微调针刺角度与深度，可获得循经感传沿小腿后侧或足背外侧缘传至小趾端。合阳直刺 0.5~1.0 寸，承山直刺 2.0~2.5 寸，均可循经得气。

【组穴方解】此组穴主要用以治疗沿胫神经及其分支走行的坐骨神经痛（足少阴足太阳型）以及神经支配区域相关的病症。该组穴均有胫神经分布，作为坐骨神经的终支之一，多在腘窝上角由坐骨神经分出，然后沿腘窝中线在比目鱼肌深面，伴胫后动静脉下行，经内踝后方屈肌支持带深面的踝管至足底，分为足底内侧神经和足底外侧神经。胫神经及其分支走行与足太阳经脉在小腿后侧及足少阴经脉在内踝、足底循行路线大致相同，因此也可以治疗由于胫神经卡压导致的足跟痛及小趾麻木等下肢病症。

足三阴七穴

【穴位组成】蠡沟　中都　三阴交　阴陵泉　地机　漏谷　太溪

【腧穴定位】

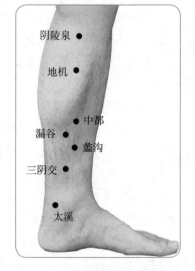

蠡沟　肝经腧穴，在小腿内侧，内踝尖上 5 寸，胫骨内侧面的中央。络穴。

中都　肝经腧穴，在小腿内侧，内踝尖上 7 寸，胫骨内侧面的中央。郄穴。

三阴交　脾经腧穴，在小腿内侧，内踝尖上 3 寸，胫骨内侧缘后际。足三阴经之交会穴。

漏谷　脾经腧穴，在小腿内侧，内踝尖上 6 寸，胫骨内侧缘后际。

地机　脾经腧穴，在小腿内侧，阴陵泉下 3 寸，胫骨内侧缘后际。郄穴。

阴陵泉　脾经腧穴，在小腿内侧，胫骨内侧髁下缘与胫骨内侧缘之间的凹陷中。合穴。

太溪　肾经腧穴，在踝区，内踝尖与跟腱之间的凹陷中。原穴，输穴。

【解剖位置】该组穴皮下有胫骨骨面，分布有趾长屈肌、胫骨后肌、拇长屈肌、腓肠肌内侧头等。浅层布有隐神经小腿内侧皮支、大隐静脉属支，深层布有胫神经和胫后动静脉等。

【取穴方法】参照定位取穴。

【主治病证】

（1）部位主治：下肢痿痹。

（2）经络主治：①月经不调、崩漏、赤白带下、阴挺等妇科病症；②泄泻、痢疾、腹胀等脾胃病症；③小便不利、尿频等泌尿系统疾病。

【随症配穴】

（1）部位主治：下肢痿痹：配小腿前外侧六穴。

（2）经络主治：①妇科病症：配胞宫七穴、血海；②脾胃病症：配足三里、上巨虚、下巨虚、中脘；③泌尿系统疾病：配净府五穴、秩边透水道、中极、膀胱俞、肾俞。

【刺灸方法】蠡沟、中都：向上平刺 0.5~0.8 寸。三阴交、地机、漏谷：直刺 1.0~1.5 寸。阴陵泉：直刺 1.0~2.0 寸。取太溪穴时应在内踝仔细压寻，揣摩动脉搏动，动脉旁即为此穴，紧贴其后缘进针，直刺 0.2~0.3 寸。

【组穴方解】本组穴由足三阴经腧穴组成。肝、脾、肾三脏在生理上关系密切：肝与肾主要表现在精血阴液互相滋生及转化、藏泄互用、同寄相火等；肝与脾主要表现在疏泄与运化的相互为用、藏血与统血的相互协调；脾肾之间则主要表现在先、后天之间相互促进及水液代谢。

足三阴经筋皆结于阴器："足太阴之筋……上循阴股，结于髀，聚于阴器"；"肝足厥阴之脉……循股阴，入毛中，过阴器"；"足厥阴之筋……上循胫，上结内辅之下，上循阴股，结于阴器，络诸筋"；"足少阴之筋……并太阴之筋而上循阴股，结于阴器"。由此可见该组穴配合前阴病四穴可用于治疗男女前阴诸症。

太溪为足少阴肾经之原穴，可振奋肾气，滋肾阴又补肾阳。蠡沟为足厥阴肝经别走足少阳胆经之络穴，善调两经经气，疏肝解郁，清热利胆，《灵枢·经脉》谓足厥阴络脉"其别者，循胫，上睪，结于茎"，《铜人腧穴针灸图经》谓蠡沟"治卒疝少腹肿，时少腹暴痛，小便不利如癃闭"。中都为足厥阴肝经郄穴，善治血证，功能疏肝理气，活血调经。三穴配伍多用于治疗肝郁不舒所致月经不调、痛经、疝气、小腹疼痛等。

三阴交、阴陵泉、地机、漏谷均为足太阴脾经腧穴。三阴交之所谓"三"者，即足太阴、足少阴、足厥阴三条经脉，"交"指交汇。脾主运化水湿，肝主疏泄，肾主水，各种水液代谢不利多与此三脏功能失调相关。四穴合用功能健脾利湿，治疗腹胀、泄泻等脾失健运之中焦诸证。又因肝主筋，脾主肉，肾主骨生髓，且三经循行于下肢，且均在隐神经感觉分布区域，故本组穴亦用于治疗下肢痿痹、隐神经感觉障碍等病症。

肩凝症五穴

【穴位组成】条口透承山　丰隆透承山　足三里　阳陵泉

【腧穴定位】

条口　胃经腧穴，在小腿外侧，犊鼻下8寸，犊鼻与解溪连线上。

承山　膀胱经腧穴，在小腿后区，腓肠肌两肌腹与肌腱交角处。

丰隆　胃经腧穴，在小腿外侧，外踝尖上8寸，胫骨前肌的外缘。络穴。

足三里　胃经腧穴，在小腿外侧，犊鼻下3寸，胫骨前嵴外1横指处，犊鼻与解溪连线上。合穴，胃之下合穴。

阳陵泉　胆经腧穴，在小腿外侧，腓骨头前下方凹陷中。合穴，胆之下合穴，筋会。

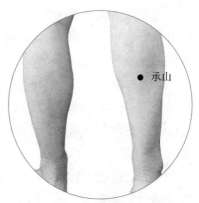

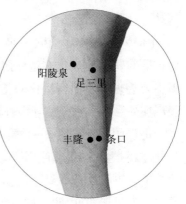

【解剖位置】该组穴局部分布有胫骨前肌、趾长伸肌、腓肠肌、比目鱼肌、腓骨长肌、腓骨短肌、腓肠内侧皮神经、腓肠外侧皮神经、胫神经、腓深神经。

【取穴方法】先定条口穴，条口、丰隆、承山在同一水平线上。取承山时，让患者伸直小腿或足部跖屈，腓肠肌肌腹下出现尖角凹陷（即腓肠肌内、外侧头分开的地方，呈"人"字形沟），约在委中下8寸处即是此穴。用拇指沿胫骨前嵴向下推，或沿胫骨体向上推，至平胫骨粗隆，外侧一横指交点处来取足三里。其余参照定位取穴。

【主治病证】

（1）部位主治：下肢不遂。

（2）功效主治：肩臂痛、肩凝症、中风后肩不能举、腰背痛。

【随症配穴】

（1）部位主治：下肢不遂：配环跳、冲门、股前九穴、股后五穴、腘下四穴、小腿前外侧六穴。

（2）功效主治：肩臂痛、肩凝症、中风后肩不能举：配阿是穴、肩胛冈三穴、肩胛四穴、肩五穴、手掌对刺三穴。腰背痛：配阿是穴、肾区、腰痛穴、委中。①腰脊柱正中痛：加水沟、支沟；②腰两侧痛：加二白、攒竹；③急性腰痛：加后溪透合谷。

【刺灸方法】条口、丰隆处有酸胀感后，向承山穴方向透刺，深度视患者肌肉丰厚程度而定，待承山穴附近也有酸胀感（即双重得气法）后行高频率捻转手法，同时嘱患者进行患肩的活动，做平时受限的活动或引起疼痛的动作，幅度以患者可以忍受为度（即互动式针法）。足三里直刺 1.0~1.5 寸，至局部酸胀。阳陵泉直刺或向下斜刺 1.0~1.5 寸，施以提插手法刺中腓总神经，以产生向下放射至足背的针感为佳。

【组穴方解】《灵枢》记载肩痛多与手阳明经筋和足太阳经筋有关，手阳明经筋"其病当所过者支痛及转筋，肩不举，颈不可左右视"，足太阳经筋"其病……肩不举，腋支，缺盆中纽痛，不可左右摇"。此组穴分布于下肢足阳明经筋与足太阳经筋上，条口、丰隆、足三里穴位于足阳明胃经上，阳明同名，经气相通，且《灵枢·海论》言："胃者水谷之海，其输上在气街，下至三里"，故足三里通过气街联通阳明经腑之气。筋骨拘挛疼痛、关节屈伸不利、瘫痪等诸筋病，皆可取用筋会阳陵泉，其侧重于肩周炎以疼痛明显者。另外，条口、丰隆二穴运用透刺法治疗肩周炎、中风偏瘫肩不能举等，可扩大作用范围，具有穴经皆调的作用。本组穴以治"凝"的疗效突出，配合互动式针法可有桴鼓之效。

本组穴位于下肢，"著痹不去，久寒不已，卒取其三里骨为干"，"胫痛，足缓失履……不能久立，条口主之"，《针灸大成》载丰隆主"腿膝酸，屈伸难"，承山主"胫酸脚跟痛，筋急痛"。诸穴同用可活血通络、舒筋利节，是治疗下肢痿痹的要穴。此外结合足太阳经脉循行"夹脊，抵腰中"及《铜人腧穴针灸图经》载承山治"腰背痛，脚踹重，战栗不能立，脚气膝下肿，霍乱转筋"，条口、丰隆透刺承山亦可配合用于治疗腰背痛。

踝上三寸二穴

【穴位组成】三阴交　悬钟

【腧穴定位】

三阴交　脾经腧穴，在小腿内侧，内踝尖上3 寸，胫骨内侧缘后际。足三阴经之交会穴。

悬钟　胆经腧穴，在小腿外侧，外踝尖上 3寸，腓骨前缘。髓会。

【解剖位置】该组穴位局部有趾长屈肌、趾长伸肌、胫骨后肌、拇长屈肌。浅层布有隐神经的小腿内侧支，深层有胫神经、腓深神经分支等。

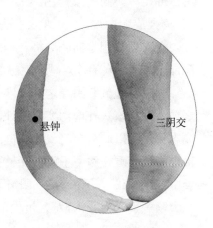

悬钟　　　　三阴交

【取穴方法】由踝部沿胫骨内缘向上推至指下凹陷处，即是三阴交穴所在。悬钟位于外踝上3寸，腓骨前缘凹陷与胫前动脉之间。

【主治病症】

（1）部位主治：足趾麻木、疼痛。

（2）经络主治：颈项强痛。

（3）穴性主治：眩晕、痫证、失眠等神志病症。

【随症配穴】

（1）部位主治：足踝部疾患：配阿是穴、利趾三穴。①伴小腿前外侧麻木疼痛不适者：加小腿前外侧六穴、阳陵泉、委阳等；②伴小腿内侧麻木疼痛不适者：加足三阴七穴；③伴小腿后侧麻木疼痛不适者：加胫神经五穴。

（2）经络主治：颈项强痛：配颈夹脊穴、风池、大椎等。

（3）穴性主治：神志病症配外四神聪透百会、脑空透风池。①眩晕：加胆经四透、头维、神庭等；②痫证：加透四关、痫证三穴、调心神三穴、水沟、鸠尾；③失眠：加大椎、调心神三穴、神门、申脉、照海、神庭；肝郁气滞：加行间、期门、阳陵泉、逍遥五穴；肝郁化火：加肝俞、行间、太冲、侠溪、期门、阳陵泉；阴虚火旺：加滋阴三穴、阴郄；心脾两虚：加心俞、脾俞、足三里；心胆气虚：加丘墟、心俞、胆俞。

【刺灸方法】三阴交直刺0.5~1.0寸，治疗下肢麻木时沿胫骨后缘与皮肤成45°角向后方斜刺0.5~1.0寸可刺激胫神经出现下肢抽动。悬钟在治疗颈椎病、落枕等颈项部疾患时先直刺0.5~0.8寸，然后嘱患者活动颈部行互动式针法；患者下肢麻木时要求针刺得气后行雀啄手法以使针感到达足背。

【组穴方解】三阴交、悬钟均位于足踝部，有"相对穴"之名，即存在于人体四肢躯干的部分腧穴，两者一个在阴经，一个在阳经，或阴阳相对，或阴阳表里相对，两穴在解剖位置、经脉脏腑关系、功效主治方面均有相关性。二者配合使用，可发挥协同增效作用。《玉龙歌》载："取悬钟、三阴交对刺治疗寒湿脚气"，《针灸大成》中说："足踝以上病，灸三阴交、绝骨"，《席弘赋》中还应用悬钟、三阴交对刺治疗脚痛膝肿等。该组穴处广泛分布的肌肉以及隐神经、胫神经、腓深神经等是组穴治疗足踝部疾患的解剖生理学基础。

三阴交是足三阴经之交会穴，有健脾助运、益肾养肝、降泄湿浊、调补气血之功。针刺该穴补虚泻实，则浊阴得降，气血得以上荣。脾主思，肝主疏泄，肾藏志，疏肝以调节全身气机，健脾以资后天之源，补肾以养先天之气，故该穴为治疗中风、癫狂痫、不寐、痴呆等神志病症的主穴之一。悬钟属足少阳胆经，《针灸甲乙经》载"悬钟为足三阳络"，即为足三阳交会穴。足阳明经别"上通于心"，足太阳经别"当心入散"，足少阳经别"贯心"，此三经皆与心有关，故悬钟穴亦用治眩晕、痫证等诸神志病症。悬钟为足三阳会，三阴交为足三阴会，失眠主要病机为"阳不入阴"，二穴相配调和阴阳，为治疗阴阳失调失眠之要穴。

滋阴三穴

【穴位组成】三阴交　复溜　太溪

【腧穴定位】

三阴交　脾经腧穴，在小腿内侧，内踝尖上3寸，胫骨内侧缘后际。足三阴经之交会穴。

复溜　肾经腧穴，在小腿内侧，内踝尖上2寸，跟腱的前缘。经穴。

太溪　肾经腧穴，在踝区，内踝尖与跟腱之间的凹陷中。原穴，输穴。

三阴交
复溜
太溪

【解剖位置】复溜、三阴交、太溪三穴局部有比目鱼肌、胫骨后肌、趾长屈肌及跟腱、跖肌肌腱等，浅层有隐神经小腿内侧皮支，深层有大隐静脉、胫后动静脉和胫神经等。

【取穴方法】取太溪穴时应在内踝仔细压寻，揣摩动脉搏动，动脉旁即为此穴。紧贴其后缘进针，直刺0.2~0.3寸，针感即可到达足跟、足心和足趾。其他参照定位取穴。

【主治病症】

（1）部位主治：足趾及踝部麻木疼痛。

（2）功效主治：咳嗽、气喘、咽痛、盗汗等肺阴虚诸证；心悸、失眠等心阴虚诸证；胃痛、反酸嘈杂、大便秘结等脾胃阴虚诸证；男子梦遗早泄、精少不育，女子经少闭经、崩漏、不孕、耳鸣耳聋、牙痛等肾阴虚诸证；头晕耳鸣、口燥咽干等肝阴虚诸证；形体消瘦，骨蒸潮热，五心烦热，颧红盗汗，尿少短赤等阴虚诸证。

【随症配穴】

（1）部位主治：足趾及踝部麻木疼痛：配阿是穴、利趾三穴。①伴小腿前外侧麻木疼痛不适者：加小腿前外侧六穴、阳陵泉、委阳等；②伴小腿内侧麻木疼痛不适者：加足三阴七穴；③伴小腿后侧麻木疼痛不适者：加胫神经五穴。

（2）功效主治：①肺阴虚诸证：配肺俞、膏肓。咳喘加膻中、天突、列缺、照海；咽痛加列缺、尺泽、内踝三穴、大椎；盗汗加大椎、合谷、阴郄；②心阴虚诸证：配调心神三穴、神门、阴郄、申脉、照海等；③脾胃阴虚诸证：配脾胃区、足阳明四穴等。胃痛加梁丘、足三里；吐血加内庭、气冲；泛酸嘈杂、干呕加劳宫、公孙；大便秘结加通便三穴、照海、支沟、大肠俞；④肝阴虚诸证：配行间、太冲、侠溪、期门、阳陵泉等；⑤肾阴虚诸证：配肾俞、照海。男子梦遗、早泄、精少不育加志室、气穴、次髎；女子经少经闭或崩漏加子宫、次髎、归来、气穴；耳鸣耳聋加耳屏前三穴、耳周六穴、风池、翳风、天容；牙痛加齿病四穴、大迎、太阳。

【刺灸方法】三阴交直刺 0.5~1.0 寸，治疗中风下肢瘫痪时沿胫骨后缘与皮肤成 45° 角向后方斜刺 0.5~1.0 寸至下肢抽动。太溪、复溜宜浅刺 0.2~0.3 寸，针感可有酸胀、麻木、走窜。

【组方方解】肾阴为诸阴之本，"五脏六腑之阴气，非此不能滋"，肾阴失于滋养则诸症蜂起。复溜为肾经之经穴，"行于复溜，复溜，上内踝二寸，动而不休，为经"，五行属金。复是重返与轮回之意；溜，本通"流"，水流貌。复溜即以肾经循行至太溪绕踝回转之后，复直流向上而得名。根据五行相生原则，金能生水，复溜为本经之母穴，《难经》言"虚者补其母，实者泻其子"，故取本穴行补法具有滋阴补肾之功效。《针灸甲乙经》云其主"骨寒热无所安，汗出不休"，《扁鹊神应针灸玉龙经》云："浑身疼，盗汗"。太溪为肾经输原穴，"消瘅，善喘，气走喉咽而不能言，手足清，溺黄，大便难，嗌中肿痛，唾血，口中热，唾如胶，太溪主之"（《针灸甲乙经》），《通玄指要赋》言："牙齿痛，吕细堪治（《针灸聚英》称太溪穴为'吕细'）"，所治诸症多与肾阴虚有关。太溪、复溜为肾经腧穴，又为滋阴要穴，故为滋阴三穴主穴。

肾为先天，脾胃后天，《景岳全书·杂证谟·脾胃》中说："凡先天之有不足者，但得后天培养之力，则补天之功，亦可居其强半"。三阴交为脾经腧穴，配以太溪、复溜，可补后天以益先天，健脾益肾，脾之运化功能良好，则肾脏可得水谷精微滋养。此外，小腹部为膀胱、子宫所居之所，足三阴经交会于中极、关元，又有"任脉系于睾"之说，同为三阴交会处，故此穴也为治疗小腹诸疾的主穴。

同时，滋阴三穴下布有胫神经及隐神经小腿内侧皮支等神经肌肉组织，对于胫神经或隐神经疾患导致足踝部麻木疼痛不适诸症亦可取用。

痫证三穴

【穴位组成】丰隆　申脉　照海

【腧穴定位】

丰隆　胃经腧穴，在小腿外侧，外踝尖上 8 寸，胫骨前肌的外缘。络穴。

申脉　膀胱经腧穴，在踝区，外踝尖直下，外踝下缘与跟骨之间凹陷中。八脉交会穴（通阳跷），足太阳、阳跷脉之交会穴。

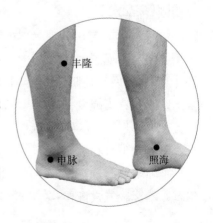

照海　肾经腧穴，在踝区，内踝尖下 1 寸，内踝下缘边际凹陷中。八脉交会穴（通阴跷脉），足少阴、阴跷脉之交会穴。

【解剖位置】该组穴位局部分布有趾长伸肌、踇长伸肌、胫骨后肌、腓骨长肌肌腱、腓骨短肌肌腱、胫骨后肌肌腱等。

【取穴方法】参照定位取穴。

【主治病症】

（1）部位主治：下肢痿痹。

（2）功效主治：癫狂、痫证等诸神志疾患。

【随症配穴】

（1）部位主治：下肢痿痹配阿是穴。①伴小腿前外侧麻木疼痛不适者：加小腿前外侧六穴、阳陵泉、委阳等；②伴小腿内侧麻木疼痛不适者：加足三阴七穴；③伴小腿后侧麻木疼痛不适者：加胫神经五穴。

（2）功效主治：①癫狂：配胆经四透、外四神聪透百会、透四关、脑空透风池、三阴交、内关，痰火扰神加劳宫、神门、阴郄，火盛伤阴加滋阴三穴、阴郄；②痫证：透四关、踝上三寸二穴、内关、外四神聪透百会、水沟、风池、鸠尾，缓解期加心俞、肝俞、脾俞、肾俞。

【刺灸方法】丰隆直刺 2.0~2.5 寸。申脉、照海直刺 0.5~1.0 寸。

【组穴方解】癫痫之因不外乎风、火、痰、瘀、虚，总以痰为主，"无痰不作痫"，其发病机制为痰瘀内阻，蒙蔽清窍。

丰隆为治痰之要穴、胃经络穴，属胃而络脾。脾主运化，脾虚水湿不化，聚而成痰。痰积于肺则咳喘有痰；痰湿阻遏心阳则心痛、胸胁痛，或出现癫狂痫、失眠、健忘等诸神志病症；流窜于经络之中，在上则头痛眩晕，在下则痿痹不仁。痰所致痫证等当健脾化痰以治本。照海、申脉为八脉交会穴，通于阴、阳跷脉。"阳跷脉者，起于跟中，循外踝上行，入风池。阴跷脉者，亦起于跟中，循内踝上行，至咽喉，交贯冲脉"。阴阳跷脉分别循行于下肢内外两侧而上行头面，交通一身阴阳之气，维系各关节气血阴阳，濡养关节，尤其是濡养下肢关节，而使肢体运动协调矫健。"阴跷为病，阳缓而阴急；阳跷为病，阴缓而阳急"，阴阳跷脉气失调，即会出现肢体拘急症状，与痫证发作相似。《针灸聚英》："痫病昼发，灸阳跷""痫病夜发，灸阴跷"，痫症日间发作为病在阳跷，申脉通于阳跷，泻申脉以解阳跷脉急；夜晚发作为病在阴跷，加与阴跷相通之照海，以解阴跷脉急。《针灸聚英》卷二曰："痫，俱是痰火，灸百会、鸠尾、上脘、神门、阳跷、阴跷。"可见二穴相配为治疗痫证之要穴。

丰隆解痰瘀以治本，申脉、照海调和阴阳安神定志，共用解肢体关节之拘挛状态以治标，三穴配伍标本兼治。此外，该组穴位于小腿及足踝部，对下肢痿痹以及足踝肿痛亦有治疗作用。同时由于阴阳跷脉皆交会于目内眦，有濡养眼目和司眼睑开合的作用，因此痫证三穴亦可配伍用于眼部疾病的治疗。

内踝三穴

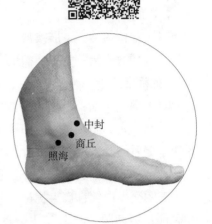

【穴位组成】照海　商丘　中封

【腧穴定位】

照海　肾经腧穴，在踝区，内踝尖下1寸，内踝下缘边际凹陷中。八脉交会穴（通阴跷脉），足少阴、阴跷脉之交会穴。

商丘　脾经腧穴，在踝区，内踝前下方，舟骨粗隆与内踝尖连线中点凹陷中。经穴。

中封　肝经腧穴，在踝区，内踝前，胫骨前肌肌腱的内侧缘凹陷中。经穴。

【解剖位置】内踝三穴局部有胫骨前肌肌腱、胫骨后肌肌腱、内侧（三角）韧带、距骨、胫骨内髁，浅层布有隐神经小腿内侧皮支、足背内侧皮神经分支、大隐静脉、大隐静脉属支等。

【取穴方法】照海取穴关键是找到内踝尖，由其向下推，至其下缘凹陷中即是。商丘取穴关键是找到舟骨结节，在足部内踝前方的骨性隆起即是，再按其定位描述取穴。中封取穴先找到胫骨前肌肌腱内侧缘凹陷处，位于商丘与解溪之间。

【主治病症】

（1）部位主治：足踝肿痛。

（2）经络主治：中风后吞咽困难、构音障碍，咽喉肿痛，舌痛、舌强。

【随症配穴】

（1）部位主治：足踝肿痛：配小腿前外侧六穴、足三阴七穴等。

（2）经络主治：①吞咽困难、构音障碍：配项中四穴、通里、咽喉三穴；②咽喉肿痛：天容、合谷、列缺、尺泽、大椎；③舌痛、舌强：配金津、玉液、太冲、太溪。

【刺灸方法】该组穴位用于治疗吞咽困难、构音障碍时需配合项中四穴使用。直刺0.3~0.5寸，以强刺激、强针感、患者下肢出现"窜、动、抽"的明显得气感为操作要点。并让患者配合做一些发音练习以及咳嗽、吞咽动作等。

【组穴方解】该组穴位分属于足三阴经足踝部，临床可用于治疗足踝部肿痛等局部病症。照海为足少阴肾经穴，足少阴经"循喉咙，挟舌本"，足少阴经别"系舌本"。照海通于阴跷脉，"列缺任脉行肺系，阴跷照海膈喉咙"，照海穴治疗咽喉部病变有独特的疗效。商丘为足太阴脾经经穴，足太阴经"挟咽，连舌本，散舌下"，足太阴经别"上结于咽，贯舌本"。中封为足厥阴肝经经穴，肝经"循喉咙之后，上入颃颡"。肾、脾、肝三经与舌咽部关系密切。商丘和中封二穴为五输穴之经穴，是经气正盛而运行经过的部位；照海是八脉交会穴，通于阴跷脉。又舌咽部在颈部，从生物全息律的角度来看，颈部与腕踝关节附近的腧穴相对应，而商丘、照海、中封三穴正在该处，故此组穴为治疗舌咽部病症的主要组穴之一。

足跟痛八穴

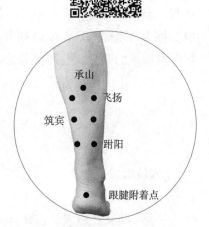

【穴位组成】承山 飞扬 跗阳 筑宾 飞扬对称点 跗阳对称点 筑宾对称点 跟腱附着点

【腧穴定位】

承山 膀胱经腧穴，在小腿后区，腓肠肌两肌腹与肌腱交角处。

飞扬 膀胱经腧穴，在小腿后区，昆仑直上7寸，腓肠肌外下缘与跟腱移行处。络穴。

跗阳 膀胱经腧穴，在小腿后区，昆仑直上3寸，腓骨与跟腱之间。阳跷脉之郄穴。

筑宾 肾经腧穴，在小腿内侧，太溪直上5寸，比目鱼肌与跟腱之间。阴维脉之郄穴。

飞扬对称点 经外奇穴，在胫骨内侧与飞扬相平处。

跗阳对称点 经外奇穴，在胫骨内侧与跗阳相平处。

筑宾对称点 经外奇穴，在胫骨内侧与筑宾相平处。

跟腱附着点 经外奇穴，在足跟部，跟腱附着点处。

【解剖位置】足跟痛八穴局部分布有跟腱、比目鱼肌、胫骨后肌、拇长屈肌、趾长屈肌及胫神经。

【取穴方法】取承山时，让患者伸直小腿并足部跖屈，腓肠肌肌腹下出现尖角凹陷（即腓肠肌内、外侧头分开的地方，呈"人"字形沟）。其余参照定位取穴。

【主治病证】

部位主治：足跟痛。

【随症配穴】

部位主治：足跟痛：加腘下四穴、阿是穴、胫神经五穴。

【刺灸方法】直刺1.0~1.5寸，至局部酸胀，跟腱附着点向下斜刺0.5~1.0寸。

【组穴方解】足跟痛的原因多与足底筋膜炎或小腿三头肌紧张牵拉所致的跟腱炎、胫神经受卡压相关。胫神经作为坐骨神经的一个分支，其主要支配小腿三头肌、胫骨后肌以及足底肌肉，足底的皮肤和感觉主要由跟内侧神经、足底内侧神经和足底外侧神经所支配，而这三根神经都是胫神经在足部的分支。胫神经受卡压的部位包括：一是穿过腘肌深面易被损伤的腘肌所卡压；二是穿过比目鱼肌时易被卡压；三是在内踝下方的屈肌支持带处；四是在跟舟韧带即跟骨和足舟骨之间的韧带连接处，此处亦是胫神经分为三个分支处。

该组穴主要作用于腓肠肌、比目鱼肌肌腹。承山深层还分布有胫骨后肌，飞扬、跗阳及在腓骨后侧与筑宾相平处一穴分布有拇长屈肌，筑宾、胫骨内侧与飞扬和跗阳相平处的二穴分布有趾长屈肌，以上肌群均由胫神经支配。基于此认识，取之称为足跟痛八穴，配合腘下四穴或胫神经五穴可以松解小腿三头肌，从而缓解跟腱区域的紧张，并可减轻胫神经卡压所致的疼痛，配合足跟部阿是穴或涌泉穴可直接作用于足底筋膜。

利趾三穴

【穴位组成】京骨　太白　上八风

【腧穴定位】

京骨　膀胱经腧穴，在跖区，第 5 跖骨粗隆前下方，赤白肉际处。原穴。

太白　脾经腧穴，在跖区，第 1 跖趾关节近端赤白肉际凹陷中。输穴，原穴。

上八风　经外奇穴，在足背，第 1~5 跖骨头间，左右共 8 穴。

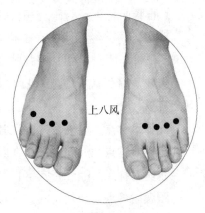

上八风

【解剖位置】利趾三穴局部分布有拇收肌、骨间背侧肌、骨间足底肌、拇短屈肌、蚓状肌、小趾展肌、足底内侧神经、足底外侧神经。

【取穴方法】上八风的定位比八风靠后，先找到跖趾关节，向近端推至跖骨头，取相邻跖骨头的中点凹陷处即是。在跖区，找到第 1 跖骨骨干后，沿赤白肉际向第 1 跖趾关节方向滑推至凹陷处即是太白。其余参照定位取穴。

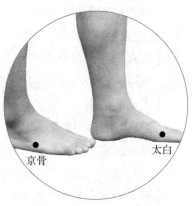

京骨　　太白

【主治病证】

部位主治：中风后足趾不利。

【随症配穴】

部位主治：中风后足趾不利：加小腿前外侧六穴、腓深神经五穴。

【刺灸方法】

京骨、太白：针尖贴骨缘进针 1.0~1.5 寸，至局部酸胀。上八风直刺，至足底侧可摸到针尖，以接近皮肤而不穿透为度。

【组穴方解】利趾三穴主要作用于足底肌腹。上八风分布有拇收肌横头、骨间背侧肌及骨间足底肌，其中骨间背侧肌收缩可使第 2 至第 4 趾关节外展，骨间足底肌收缩可内收第 3 至第 5 趾关节，针身沿骨缘进针深刺京骨可及小趾展肌，刺太白可及拇短屈肌及拇收肌，此组穴通过作用于以上足底肌群肌腹，可促进中风偏瘫患者恢复屈伸跖趾关节、内收及外展足趾关节的能力。

足背胆经三穴

【组穴方解】地五会　足临泣　丘墟

【腧穴定位】

地五会　胆经腧穴，在足背，第 4、5 跖骨间，第 4 跖趾关节近端凹陷中。

足临泣　胆经腧穴，在足背，第 4、5 跖骨底结合部的前方，第 5 趾趾长伸肌肌腱外侧凹陷中。输穴，八脉交会穴（通带脉）。

丘墟　胆经腧穴，在踝区，外踝的前下方，趾长伸肌肌腱的外侧凹陷中。原穴。

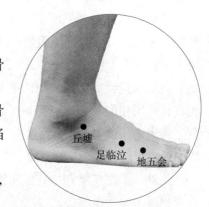

丘墟　足临泣　地五会

【取穴方法】地五会、足临泣的取穴关键是找到第 4 跖趾关节和小趾伸肌肌腱，第 4 跖趾关节近端凹陷处可取地五会，第 4、5 跖骨结合部的前方，在 2~5 趾抗阻力伸展时，在足背可见趾长伸肌肌腱，在小趾伸肌肌腱的外侧凹陷中即为足临泣，此二穴只有一筋之隔。仰卧位，在足外踝前下方，趾长伸肌肌腱外侧凹陷处，沿外踝前下方找到跗骨窦，跗骨窦是跟骨与距骨相连结之后，由跟骨沟与距骨沟围成间隙，该间隙的外口当为丘墟穴。

【主治病症】

（1）部位主治：下肢痿软、活动不利，脚气肿痛。

（2）经络主治：偏头痛。

【随症配穴】

（1）部位主治：①下肢不利：配股前九穴、股后五穴以及腰部膀胱经第一、二侧线等；②脚气肿痛：配足三里、丰隆、踝上三寸二穴等。

（2）经络主治：偏头痛：配外四神聪透百会、透四关、列缺、风府、风池、胆经四透、瞳子髎透丝竹空、太阳、外关。①伴鼻塞、鼻衄者：加鼻病六穴、合谷、下关；②伴耳聋耳鸣：加耳屏前三穴、耳周六穴、翳风、天容、太冲、行间、侠溪、期门、阳陵泉；③伴牙痛者：加齿病四穴、大迎、太阳、太冲、行间、侠溪、期门、阳陵泉。

【刺灸方法】足临泣、地五会两穴可直刺 0.3~0.5 寸。丘墟直刺 0.5~0.8 寸，若用于治疗心肺系疾患以及神志病症或者足踝部肿痛诸症可透刺照海。

【组穴方解】"胆足少阳之脉，起于目锐眦，上抵头角，下耳后"，主"头痛，颔痛"，此处"颔"即指颞部，颔厌即由此得名。"足少阳之筋……循耳后，上额角，交巅上，下走颔，上结于顽"，地五会、足临泣、丘墟均位于胆经腧穴上，故能治疗胆经循行部头痛等病症。足背胆经三穴位于下，"病在上者下取之，病在下者高取之"（《灵枢·终始》），"上病下治，下病上治"治则是在整体观念的指导下依据人体脏腑、经络及气机升降的调节机能而确立的法则，此三穴治疗偏头痛等头面部病症属于"上病下取"的具体应用。

丘墟为原穴，金元时期张璧在《云歧子论经络迎随补泻法》"刺伤寒三阳头痛"方法中记有"如脉浮而弦，过在手足少阳，刺阳池、丘墟、风府、风池"，以疗"头目痛"。足临泣为八脉交会穴，《医宗金鉴》云足临泣"头风肿痛连腮项"。地五会虽未提到有治疗头痛诸症的功效，但其与上述二穴为同经相邻腧穴，位置相近，作用相似，且地五会与三焦经的中渚属于上下对应取穴法，是治疗头面五官、胸膺诸疾的有效对穴。上述三穴配伍使用，协同以激发少阳胆经之经气，以疗胆经循行所过之偏头痛诸证。

此外，依据"腧穴所在，主治所在"的原则，足临泣、地五会、丘墟三穴配伍应用可治疗足踝部疾患。

丘墟透照海

【穴位组成】丘墟　照海

【腧穴定位】

丘墟　胆经腧穴，在踝区，外踝的前下方，趾长伸肌肌腱的外侧凹陷中。原穴。

照海　肾经腧穴，在踝区，内踝尖下 1 寸，内踝下缘边际凹陷中。八脉交会穴（通阴跷脉），足少阴、阴跷脉之交会穴。

【取穴方法】过外踝前缘沿皮肤表面作一条约垂直于脚底的直线，再过骰骨上缘沿皮肤表面

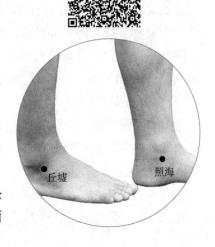

作一条直线约与之垂直，两者交点前约 0.5cm 处即为丘墟穴。丘墟为跟骨与距骨连结处由跟骨沟与距骨沟围成的一狭窄的骨性间隙（跗骨窦）之外口，该骨性间隙的内口当为位于内踝尖下方凹陷处的照海穴。

【主治病证】

（1）部位主治：外踝肿痛。

（2）经络主治：胸胁胀痛。

（3）功效主治：①乳房胀痛、心悸等心胸疾患；②失眠、郁证等神志病；③胃脘胀满疼痛、呃逆等脾胃病。

【随症配穴】

（1）部位主治：外踝肿痛配火针点刺局部阿是穴。

（2）经络主治：胸胁胀痛：配透四关、行间、期门、阳陵泉、逍遥五穴。

（3）功效主治：心胸疾患：配心肺区。①乳房胀痛：加乳病六穴；②心悸：加调心神三穴、腕掌侧三穴、神门、膻中、巨阙。神志病：配外四神聪透百会、调心神三穴、透四关、逍遥五穴、踝上三寸二穴、手足二八穴。①失眠：加脑空透风池、大椎、神门、申脉、照海、神庭；②郁证：加神门、期门、阳陵泉。脾胃病：配补三气穴、丹田三穴、补元气穴（多用倒三角）。

【刺灸方法】患者取仰卧位，针刺时先取足内翻位，取长 75mm 毫针，针尖向内踝尖前下方约 1 寸处的跗骨窦内口方向刺入，当针体从丘墟穴进至 1.5 寸时，换成足微外翻位，继续捻转徐徐进针，此透穴法的针感要求取得丘墟、照海双重得气，透至照海皮下即可，不必穿透皮肤，进针 2.0~3.0 寸。若透穴时不能顺利将针通过跗骨窦，可微调进针方向，调整角度在 10° 以内，不宜过大。

【组穴方解】丘墟为足少阳胆经原穴，其经脉"以下胸中，贯膈……循胁里"，"从缺盆下腋，循胸过季胁"，足少阳经别"入季胁之间……贯心"。《难经·六十六难》言："五脏六腑之有疾者，皆取其原也"，针刺丘墟可使三焦原气通达。照海属足少阴肾经，"从肺出，络心，注胸中"，足少阴经别"系舌本，复出于项，合于（足）太阳"，照海又是阴跷脉的会穴，阴跷脉"上循胸里，入缺盆"，与太阳经、阳跷脉合于目内眦亦入络于脑。该透穴沟通了足少阳胆经、足少阴肾经、阴跷脉、足厥阴肝经和足太阴脾经，上述经脉循行可到达胸部，由此用于治疗心胸疾患。根据"经脉所过，主治所及"的原则，丘墟透照海可疏肝利胆、健脾和胃，用于治疗肝胆及脾胃系疾患；同时，二穴交通阴阳，达到调心神的功效，可用于治疗神志疾患。

该透穴一针两穴，采用透刺法可加强疏通足踝部局部经气的作用，达到行气活血、舒筋活络的功效，可用于治疗急慢性扭伤后外踝肿痛。

第六节　其他组穴

鼻病六穴

【穴位组成】迎香　印堂　上星　风池　三间　陷谷

【腧穴定位】

迎香　大肠经腧穴，在面部，鼻翼外缘中点旁，鼻唇沟中。手足阳明经之交会穴。

印堂　督脉腧穴，在头部，两眉毛内侧端中间的凹陷中。

上星　督脉腧穴，在头部，前发际正中直上 1 寸。

风池　胆经腧穴，在颈后区，枕骨之下，胸锁乳突肌上端与斜方肌上端之间的凹陷中。手足少阳经、阳维脉之交会穴。

三间　大肠经腧穴，在手背，第 2 掌指关节桡侧近端凹陷中。输穴。

陷谷　胃经腧穴，在足背，第 2、3 跖骨间，第 2 跖趾关节近端凹陷中。输穴。

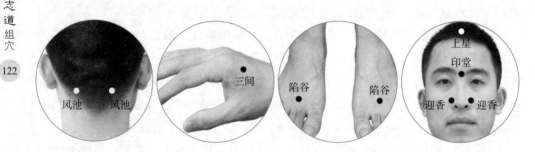

【取穴方法】三间微握拳取穴。对于发际线不明者，上星穴可从眉心直上 4 寸处取穴。其他参照定位取穴。

【主治病证】

（1）经络主治：头痛。

（2）功效主治：鼻塞、鼻衄、鼻渊、鼻齄、酒渣鼻、嗅觉失灵等鼻部病症。

【随症配穴】

（1）经络主治：头部病症：配阿是穴、外四神聪透百会、透四关。①巅顶痛：加至阴；②前额头痛：加头维、阳白、内庭；③后头痛：加脑空透风池、脑户、天柱；④两颞部痛：加胆经四透、瞳子髎透丝竹空、外关、足背胆经三穴。

（2）功效主治：鼻部病症：配合谷、列缺、下关、阿是穴。①鼻渊：加灸足三里、枕外隆凸（梅花针叩刺）；②鼻衄：加血海；③酒渣鼻：去迎香、风池，加背部走罐和刺络拔罐法。

【刺灸方法】印堂向下平刺 0.3~0.5 寸，使针感传向整个鼻部。上星向前平刺 0.8~1.2 寸，施以捻转手法，使针感向眼鼻部窜行。风池穴治疗鼻疾时，针尖施向鼻尖，提插与捻转手法相结合，使针感至鼻部。

【组穴方解】迎香穴位于鼻翼两侧，印堂穴位于鼻根部，是治疗鼻部病症常用穴。迎香、三间属手阳明经，大肠经"还出挟口，交人中，左之右，右之左，上挟鼻孔"，陷谷为足阳明胃经穴，"胃足阳明之脉，起于鼻，交频中"，三穴通过经脉与鼻相通，且三间、陷谷上下部位相应，故善治胃肠火热所致鼻病。印堂、上星又同属督脉穴，督脉"上系两目之下中央"即鼻根处，且上星可疏风清热、宣通鼻窍，《玉龙赋》载"头风鼻渊，上星可用"。

胆经之风池为少阳易受风邪侵袭之处，少阳经所主多为风病、寒热病等。阳维脉自下而上入于此穴后上行于少阳，"阳维为病苦寒热"，鼻部病症多起于寒热，《素问·气厥论篇》中载"胆移热于脑，则辛頞鼻渊，鼻渊者，浊涕下不止也，传为衄蠛瞑目"，因此用风池以疏泄少阳、清泻胆经火热。鼻病六穴经脉相通，故能治疗鼻部病症及其所伴发的头痛等症。

齿病四穴

【穴位组成】颊车　下关　合谷　内庭

【腧穴定位】

颊车　胃经腧穴，在面部，下颌角前上方一横指（中指），咀嚼时，咬肌隆起处。

下关　胃经腧穴，在面部，颧弓下缘中央与下颌切迹之间凹陷中。足阳明、足少阳经交会穴。

合谷　大肠经腧穴，在手背，第 2 掌骨桡侧的中点处。原穴。

内庭　胃经腧穴，在足背，第 2、3 趾间，趾蹼缘后方赤白肉际处。荥穴。

【解剖位置】下关、颊车二穴局部分布有咬肌、面横动静脉、咬肌动静脉、上

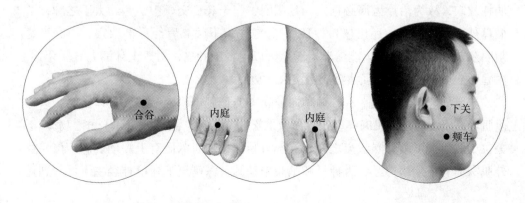

颌动静脉，耳大神经、面神经分支、下颌神经分支耳颞神经。

【取穴方法】取下关穴时用手指从颧弓下缘向后推摸，当摸到凹陷处即是，张口时可将手指顶出。合谷穴有三种取穴方法：①拇、食两指张开，以另一手的拇指关节横纹放在虎口上，当拇指尖到达处是穴；②拇、食两指并拢出现一条纹缝，纹缝尽头与第2掌骨桡侧缘垂线交点处即是该穴，恰对第2掌骨桡侧中点处；③拇、食两指张开，当虎口与第1、2掌骨结合部连线的中点即是本穴。其他参照定位取穴。

【主治病证】

（1）经络主治：疟腮。

（2）功效主治：牙痛、牙关紧闭、牙龈肿胀等齿部病症。

【随症配穴】

功效主治：牙痛：配大迎、太阳。①肝胆火旺：加太冲、丘墟、行间、侠溪、期门、阳陵泉、足背胆经三穴；②痰火郁结：加曲池、祛痰化浊四穴；③外感风热：加曲池、外关、尺泽、中渚；④脾气虚弱：加足三里、运中气穴、脾胃区、阴陵泉；⑤肾阴不足：加肾俞、滋阴三穴、照海；⑥肾阳不足：加肾俞、命门、腰阳关或肾区。

【刺灸方法】颊车向地仓方向透刺1.5~2.0寸。下关深刺1.2~1.5寸，使牙根部产生酸胀感。针刺合谷穴时患者手呈半握拳状，直刺0.5~1.0寸，孕妇禁刺，《铜人腧穴针灸图经》："妇人妊娠不可刺之，损胎气"，同时注意本穴针感较强，幼儿及体弱怕针者慎用。

【组穴方解】张景岳指出："齿牙之痛有三证：一曰火，二曰虫，三曰虚。"三证之中关键在"火"，胃火上攻、大肠郁热皆可导致牙痛或牙龈红肿。足阳明胃经与手阳明大肠经分别贯行于上下齿，为治疗齿痛的主要经脉。

合谷为手阳明大肠经原穴，为大肠原气所出之处，属阳主表，且大肠经"贯颊，入下齿中"，手阳明络脉"上曲颊偏齿"，故其可取轻清走衰宣泄气中之热，升清降浊，疏风散表，宣通气血，加之"面口合谷收"，合谷又为治疗面口部疾病的特效穴，故为治疗齿痛必选穴。足阳明"起于鼻，交頞中，旁约太阳之脉，下循鼻外，入上齿中，还出挟口，环唇"，颊车、下关属胃经局部取穴，内庭为足阳明荥穴，"荥主身热"，能清泄胃腑之火以治牙龈肿痛，对于上牙痛尤效。合谷、内庭又上下相配，可加强清泻阳明实火之功。

从局部解剖的角度来看，颊车向地仓方向透刺可刺入颊肌、降口角肌、口轮匝肌等，以缓解局部肌肉痉挛拘急所致的疼痛，治疗"颌颊肿，牙不可嚼物"。下关位于颞肌、下颌骨髁状突之间，局部有腮腺，咬肌深面有上颌动静脉，该穴翼外肌深面有下牙槽神经、舌神经和脑膜中动脉，深刺至下牙槽神经主干可起到显著的止痛作用，但此处距脑膜中动脉、上颌动静脉均较近，故当谨慎使用。

清口气四穴

【**穴位组成**】劳宫　金津　玉液　内庭

【**腧穴定位**】

劳宫　心包经腧穴，在掌区，横平第 3 掌指关节近端，第 2、3 掌骨之间偏于第 3 掌骨。荥穴。

金津　经外奇穴，在口腔内，舌下系带左侧的静脉上。

玉液　经外奇穴，在口腔内，舌下系带右侧的静脉上。

内庭　胃经腧穴，在足背，第 2、3 趾间，趾蹼缘后方赤白肉际处。荥穴。

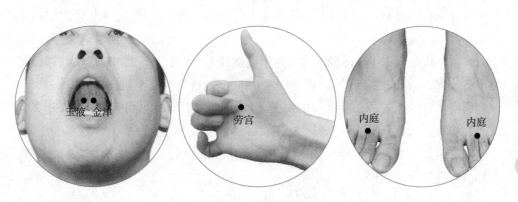
玉液　金津　　劳宫　　内庭　　内庭

【**取穴方法**】掌心横纹中，当第 3 掌骨桡侧，屈指握拳时，中指指尖所点处即为劳宫穴。《针灸大成》云："在舌下两旁，紫脉上是穴，卷舌取之"，故患者正坐张口，舌尖向上反卷抵上颌，暴露舌下静脉，约当静脉中点处取穴，左为金津，右为玉液。其他参照定位取穴。

【**刺灸方法**】金津、玉液用三棱针点刺放血。劳宫直刺 0.3~0.5 寸，泻法。

【**主治病证**】

功效主治：口中异味、口臭等口腔病症。

【**随症配穴**】

功效主治：①兼便秘者：加支沟、丰隆、便秘三穴；②口干口渴：加阳池、三阴交、足三里。

【**组穴方解**】口气俗称口臭，指口内呼出秽浊之臭气。《诸病源候论·口臭候》云："口臭，由五脏六腑不调，气上胸膈。然腑脏气臊腐不同，蕴积胸膈之间，而生于热，冲发于口，故令臭也。"胃热内蒸为口臭的基本病机，治疗当以清胃热为主。

内庭为胃经荥穴，"荥主身热"，故取之。又心包经"出属心包络，下膈，历络三焦"，中焦乃所必过之处，胃属中焦，通过经脉与心包经相通，而劳宫为心包经荥穴，取之配内庭以泄中焦胃火。金津、玉液两穴位于口腔，属局部取穴，且"腑脏气膲腐不同，蕴积胸膈之间"，久必有瘀，故加取二穴点刺放血，可直接使火热之邪随血而泻。

梅核气五穴

【穴位组成】天突　劳宫　列缺　照海　大椎

【腧穴定位】

天突　任脉腧穴，在颈前区，胸骨上窝中央，前正中线上。任脉、阴维脉之交会穴。

劳宫　心包经腧穴，在掌区，横平第 3 掌指关节近端，第 2、3 掌骨之间偏于第 3 掌骨。荥穴。

列缺　肺经腧穴，在前臂，腕掌侧远端横纹上 1.5 寸，拇短伸肌肌腱与拇长展肌肌腱之间，拇长展肌肌腱沟的凹陷中。络穴，八脉交会穴（通任脉）。

照海　肾经腧穴，在踝区，内踝尖下 1 寸，内踝下缘边际凹陷中。八脉交会穴（通阴跷脉），足少阴、阴跷脉之交会穴。

大椎　督脉腧穴，在脊柱区，第 7 胸椎棘突下凹陷中，后正中线上。手足三阳经与督脉之交会穴。

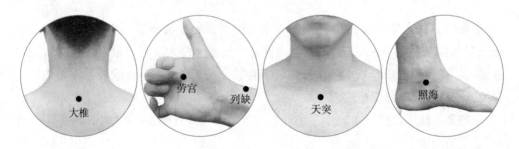

【取穴方法】天突位于颈部，胸骨上窝中央。掌心横纹中，当第 3 掌骨桡侧，屈指握拳时，中指指尖所点处即为劳宫穴。两虎口自然平直交叉，一手食指按在另一手桡骨茎突上，指尖下凹陷中是列缺。其他参照定位取穴。

【刺灸方法】针刺天突前，先将针体弯曲一定的幅度，紧贴胸骨柄后缘进针，刺入 0.5~1.0 寸。列缺、照海施以互动式针法，边捻转边让患者吞咽唾液或饮水。大椎刺血拔罐。

【主治病证】

功效主治：梅核气。

【随症配穴】

功效主治：①有痰者：配丰隆、阴陵泉；②肝郁者：配内关、太冲。

【组穴方解】《赤水玄珠·咽喉门》云："梅核气者，喉中介介如梗状。"《古今医鉴·梅核气》云："梅核气者，窒碍于咽喉之间，咯之不出，咽之不下，有如梅核之状是也。始因喜怒太过，积热蕴隆，乃成厉痰郁结，致斯疾耳。"本病多因肝气不疏、久郁气滞生痰所致，治宜疏肝理气、除痰散结。

天突位于咽喉局部，刺之可直达病所，以利咽下气。劳宫为心包经火穴，心劳则火动，火动则脉大动于此，梅核气取劳宫有开胸顺气之功，为经验效穴。列缺、照海属八脉交会穴配穴法，"列缺任脉行肺系，阴跷照海膈喉咙"，且肺经、肾经均过咽喉部，故二穴多用以治疗咽喉等肺系疾病。大椎穴前方恰值咽喉所在，通过横行经脉使督脉与咽喉发生直接的联系，故"大椎主喉痹"（《针灸甲乙经》）。上述诸穴同用，可达利咽下气、开胸散结除痰的目的。

胃病三穴

【穴位组成】中脘　足三里　内关

【腧穴定位】

中脘　任脉腧穴，在上腹部，脐中上4寸，前正中线上。胃之募穴，腑会，任脉、手太阳、手少阳、足阳明经之交会穴。

足三里　胃经腧穴，在小腿外侧，犊鼻下3寸，胫骨前嵴外1横指处，犊鼻与解溪连线上。合穴，胃之下合穴。

内关　心包经腧穴，在前臂前区，腕掌侧远端横纹上2寸，掌长肌肌腱与桡侧腕屈肌肌腱之间。络穴，八脉交会穴（通阴维脉）。

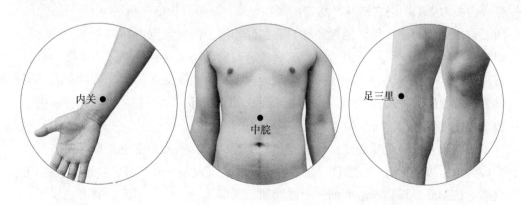

【解剖位置】中脘位于腹部，为胃的投影区所在，约当胃和横结肠处，布有肋间动静脉分支及腹壁上动静脉以及第8肋间神经分支。足三里在胫骨前肌、趾长

伸肌之间，有胫前动静脉、腓深神经及腓肠外侧皮神经分布。内关在桡侧腕屈肌肌腱与掌长肌肌腱之间，有前臂内外侧皮神经和前臂正中静脉分布。

【取穴方法】中脘位于前正中线上，脐上 4 寸，脐与胸剑联合连线的中点处（注意不能将剑突的位置当成胸剑联合）。取足三里穴时，手指沿着胫骨嵴向上推到约上 1/5 处有一隆起，此处即胫骨粗隆，在其下缘处自胫骨嵴外缘向外推寻，至一明显凹陷处即是。其他参照定位取穴。

【主治病证】

功效主治：脘腹胀满疼痛、嘈杂似饥、呕吐吞酸、恶心反胃、不思饮食等胃脘部病症。

【随症配穴】

功效主治：上腹部病症：配梁门、足阳明四穴。①胃脘痛：加脾俞、胃俞、建里；②腹胀：加公孙、太白、脾胃区；③胃脘部隐灼痛：加滋阴三穴；④呃逆、嗳气、恶心呕吐：加攒竹、膈俞、翳风；⑤因寒所致胃脘痞满者：加灸胃俞、关元。

【刺灸方法】中脘 1.2 寸向下斜刺 70°~80°，也可深刺 2.0~2.5 寸，以穿透腹壁达胃前壁。足三里直刺 1.0~2.2 寸。内关当掌长肌肌腱与桡侧腕屈肌肌腱之间进针，直刺 0.5~1.0 寸。

治疗胃脘不适者，施以捻转手法使三穴产生局部酸胀感，并配合互动式针法，即行针过程中嘱患者配合做吸腹上呼的动作。治疗恶心呕吐时，本着先远后近的原则针刺，即先刺足三里，得气后稍候片刻，再针内关，最后针中脘。

【组穴方解】《玉龙歌》云："脾家之症有多般，致成翻胃吐食难……金针必定夺中脘。"胃募中脘，即是八会穴之腑会，又为小肠经、三焦经、胃经、任脉的交会穴。腑病治此穴，盖六腑以胃为本，而胃又以中脘为要，因此中脘所主皆胃病，恰如《循经考穴编》中所言："一切脾胃之疾，无所不疗"。

内关为手厥阴络穴，其经脉"出属心包络，下膈，历络三焦"，中焦乃心包经所必过之处，胃属中焦，通过经脉与心包经相通，泻此穴则可畅其上下，补此穴而能生上行之气。可见，内关对胃腑病症有双向调节之功，既可降逆止呕，又能健脾止泻，故有"胸满腹病刺内关"之说。内关又为八脉交会穴，通于阴维脉，"阴维为病苦心痛"，古之"心痛"又多指心下，即胃脘部，"心下痛"意同"胃脘痛"，故急泻此穴以通壅止痛。

足三里乃胃经至要之穴，胃经自厉兑上行，至其所入为合土。胃者属土，合穴亦为土，故以土治土，恰合"合治内府"之义。《灵枢·邪气脏腑病形》说："胃病者，腹膜胀，胃脘当心而痛，上肢两胁，膈咽不通，食饮不下，取之三里也。"《灵枢·五邪》亦言："邪在脾胃，则病肌肉痛。阳气有余，阴气不足，则热中善饥；阳气不足，阴气有余，则寒中肠鸣，腹痛。阴阳俱有余或俱不足，则有寒有热，皆调于三里。"凡脾胃之病，无论阴阳、寒热、虚实皆可取足三里健胃和中、降逆止呕、平调阴阳。

上述三穴与胃经络相通，穴性相关，故常用来治疗胃脘不适诸症，《针灸大成·卷九·治症总要》首见三穴同用治疗"腹内疼痛，内关、三里、中脘"，并有"如不愈，复刺关元、水分、天枢"的加减变化。本组穴治疗胃病时要特别注意腧穴的针刺顺序及对针感的掌握，治疗胃脘不适者，需施以捻转手法使三穴产生局部酸胀感，同时配合互动式针法，即行针的同时嘱患者配合吸腹上呼的动作。治疗恶心呕吐时，本着先远后近的原则针刺，即先针足三里，施以合谷刺法以降胃气，直刺得气后分别向犊鼻和上巨虚斜刺，随后在足三里处直刺留针15min；疼痛稍缓解后再针内关，直刺得气后分别向大陵和间使斜刺，随后在内关穴处直刺留针15min；最后直刺中脘，得气后分别向上脘、建里、左右梁门斜刺，再恢复中脘穴直刺留针。内关治恶心呕吐效果突出，如先针内关，本来的恶心会转为呕吐，如本来呕吐不重，针内关后呕吐会加重，而采用本法则可避免上述情况。以上诸穴间隔10min行针一次，30min后出针，出针时仍施行上述手法。应当注意，针刺中脘穴至腹膜腔，可刺中胃、横结肠，当肝脾肿大时亦可刺中肝脾，故临床应当慎行大幅度提插捻转手法，需明辨详察，以免引起脏器出血或急腹症。

中腹部四穴

【穴位组成】天枢　神阙　气海　下巨虚

【腧穴定位】

天枢　胃经腧穴，在腹部，横平脐中，前正中线旁开 2 寸。大肠经之募穴。

神阙　任脉腧穴，在脐区，脐中央。

气海　任脉腧穴，在下腹部，脐中下 1.5 寸，前正中线上。

下巨虚　胃经腧穴，在小腿外侧，犊鼻下 9 寸，犊鼻与解溪连线上。小肠经之下合穴。

【解剖位置】天枢、神阙、气海三穴下为腹直肌及其鞘，深部为小肠，布有肋间动静脉分支，腹壁下动静脉分支，腹壁前动静脉分支以及第 10、11 肋间神经分支。

【取穴方法】参照定位取穴。

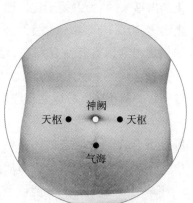

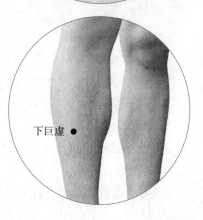

【主治病证】

功效主治：绕脐疼痛、饮食不化、肠鸣有声、频转矢气、泄泻、痢疾、便秘等中腹部病症。

【随症配穴】

功效主治：腹部病症配足阳明四穴、胃病三穴、公孙。①泄泻：加阴陵泉；湿热内蕴型加内庭、地机；肾气不足型加肾俞、命门；②虫积：加四缝、百虫窝。

【刺灸方法】 神阙隔姜灸。下巨虚直刺 1.0~2.0 寸，施以捻转手法，至局部酸胀，根据患者的病情及耐受程度亦可行提插手法。

【组穴方解】 "身半以上，其气三矣，天之分也，天气主之；身半以下，其气三矣，地之分也，地气主之……半，所谓天枢也"，"天枢之上，天气主之；天枢之下，地气主之；气交之分，人气从之，万物由之"。王冰注："天枢，当脐之两旁也，所谓身半矣，伸臂指天，则天枢正当身之半也。"天枢正当脐旁，为人身上下、天地、阴阳之气枢转交合之处。天枢又为大肠募，脐下乃大肠迂曲之所，"募者结也"，乃大肠迂曲所结之处，故本穴所治乃大肠病居多。脐为先天结蒂，又为后天气舍，在内是大小二肠，"大肠为传导之官，变化出焉""小肠为受盛之官，化物出焉"，两肠俱关于化，即大而化之之谓神，所以神阙穴又有健脾和胃、理肠止泻之功。"其气溢于大肠而著于肓，肓之原在脐下"，气海是肓的原穴，为腹部纳气之根本，具有益气调气、温中补肾的作用，《黄帝内经》言："腹中常鸣，气上冲胸，喘不能久立，邪在大肠，刺肓之原……气盛则厥逆，上冲肠胃，熏肝，散于肓，结于脐。故取之肓原以散之"。

天枢、神阙、气海三穴均位于腹部脐旁，与大小肠关系密切，下巨虚为小肠经下合穴，故四穴共用以治中腹部病症。天枢、气海针刺至腹膜腔时，可刺中大网膜、空肠或回肠，对肠道蠕动起双向调节作用，既可改善局部因肠壁肌肉痉挛所致的疼痛，又能调节肠道蠕动过快或过缓所致之泄泻或饮食不化、便秘等症状。

调冲四穴

【穴位组成】 大椎　大杼　上巨虚　下巨虚

【腧穴定位】

大椎　督脉腧穴，在脊柱区，第 7 颈椎棘突下凹陷中，后正中线上。手足三阳经与督脉之交会穴。

大杼　膀胱经腧穴，在脊柱区，第 1 胸椎棘突下，后正中线旁开 1.5 寸。骨会。

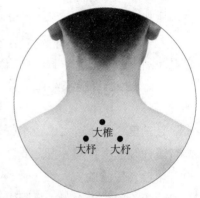

上巨虚　胃经腧穴，在小腿外侧，犊鼻下6寸，犊鼻与解溪连线上。大肠之下合穴。

下巨虚　胃经腧穴，在小腿外侧，犊鼻下9寸，犊鼻与解溪连线上。小肠之下合穴。

【取穴方法】参照定位取穴。

【主治病证】

功效主治：月经不调、痛经、不孕、围绝经期综合征等妇科疾患。

【随症配穴】

功效主治：①月经不调：配丹田三穴、血海、三阴交、章门、带脉、胞宫七穴；②痛经：配胞宫七穴、三阴交、次髎、丹田三穴；③不孕：配胞宫七穴、肾区、丹田三穴、三阴交；④围绝经期综合征：配胞宫七穴、肾区、丹田三穴、三阴交。

【刺灸方法】大椎穴进针的角度和深度在低头位采用直刺法更容易使针身恰在上下两棘突之间，正常成年人进针 1.2~1.5 寸是安全的，但是不主张刺透硬脊膜，也可得气后将针提至皮下，再分别向左右斜刺。大椎和大杼采用快针法，不留针。上巨虚和下巨虚直刺 1.0~2.0 寸，留针。

【组穴方解】女子以血为本，其月经来潮及妊娠与冲脉的盛衰密切相关。冲脉上循脊里，与十二经脉会聚而贯通全身，能"通受十二经之气血"，故为"十二经之海"。同时，冲脉起于"气冲"，与阳明谷气相合而出，得后天气血资助，由此冲脉亦称为"血海"。若冲任气血不足或通行不利，则会发生月经不调、绝经或不孕。《医学源流论·妇科论》云："凡治妇人，必先明冲任之脉，此皆血之所从生，而胎之所由系，明于冲任之故，则本源洞悉，而后其所生之病，千条万绪，以可知其所从起"，可见在治疗妇科疾病上多以冲脉立论。

王冰曰："冲为血海。"《灵枢·海论》云："冲脉者，为十二经之海，其输上在于大杼，下出于巨虚之上下廉"，其证候"血海有余，则常想其身大，怫然不知其所病；血海不足，亦常想其身小，狭然不知其所病"。大杼为足太阳经穴，是手足太阳、少阳、督脉之会，又为骨之会，有壮骨补虚之效，以主治血海异常之虚证病候。上巨虚、下巨虚为足阳明胃经穴，同时又为手阳明、手太阳之下合穴，可补益后天之本，化生气血。同时配合督脉与三阳经的交会穴大椎，可通利全身之阳气。由此可见，四穴合用可调理冲脉，用于治疗月经不调、痛经、不孕、围绝经期综合征等妇科疾患。

乳病六穴

【穴位组成】肩井　膻中　天宗　少泽　足三里　中脘

【腧穴定位】

肩井　胆经腧穴，在肩胛区，第 7 颈椎棘突与肩峰最外侧点连线的中点。手足少阳经、阳维脉之交会穴。

膻中　任脉腧穴，在胸部，横平第 4 肋间隙，前正中线上。心包之募穴，气会，任脉、手太阳、手少阳、足太阴、足少阴经之交会穴。

天宗　小肠经腧穴，在肩胛区，肩胛冈中点与肩胛骨下角连线上 1/3 与下 2/3 交点凹陷中。

少泽　小肠经腧穴，在手指，小指末节尺侧，指甲根角侧上方 0.1 寸（指寸）。井穴。

足三里　胃经腧穴，在小腿外侧，犊鼻下 3 寸，胫骨前嵴外 1 横指处，犊鼻与解溪连线上。合穴，胃之下合穴。

中脘　任脉腧穴，在上腹部，脐中上 4 寸，前正中线上。胃之募穴，腑会，任脉、手太阳、手少阳、足阳明经之交会穴。

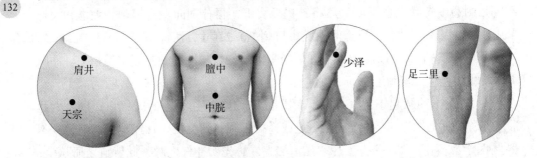

【取穴方法】取足三里时沿着胫骨嵴向上推到约上 1/5 处有一隆起，此处即胫骨粗隆，在其下缘处胫骨嵴外缘旁开一横指即是该穴。其余参照定位取穴。

【主治病证】

功效主治：乳少、乳痈、乳癖等。

【随症配穴】

功效主治：①乳汁分泌不足：配阴陵泉、气海；②乳汁排出不畅：配太冲透涌泉；③乳癖：配三阴交、丰隆、关元；④乳痈：局部针刺宜用泻法；未成脓取阿是穴，隔蒜泥灸，已成脓用火针点刺加拔罐吸脓。

【刺灸方法】肩井由后向前平刺 0.5~0.8 寸。膻中穴浅刺 0.3~0.5 寸，针尖刺向两乳根方向，小幅度捻转。天宗向下斜刺 0.5~1.0 寸，使针尖达肩胛冈。足三里采用驾驭针感法，捻转得气后使用短时间动留法，使针感停留较长时间。中脘穴向下斜刺 1.0~1.2 寸或深刺 2.0~3.0 寸。

【组穴方解】"妇人乳汁，气血所化，不行者，由气血虚弱、经络不调所致"，产后缺乳多为气血亏虚，脾胃虚弱，乳汁生化无源，或郁怒伤肝，气滞血瘀，乳络不通，乳汁不得排出。因此治疗应当攻补兼施，补益脾胃之气，使气血生化有源，调畅肝经之气，使气血调达畅通。

女子乳房属胃，胃主受纳、腐熟水谷，脾主运化，"胃者水谷之海，其输上在气街，下至三里"，同时"胃足阳明之脉……从缺盆下乳内廉"，足三里是足阳明胃经之合穴，五行属土，乃"土中之土"穴，能调胃健脾，补中益气，而滋生化之源。中脘为腑会，刺之可调理脾胃、益气生血。二穴相配，可健脾和胃、益气养血，使乳汁生化有源。

膻中位于两乳之间，为八脉交会穴之气会及心包经之募穴，擅调气及开胸间之结气，针刺可调理气机，行气活血以通乳，主治妇人乳汁少。《针灸大成》云："妇人无乳，少泽、合谷、膻中。"少泽穴为手太阳小肠经井穴，与手少阴心经相交接，乳血同源，针刺可散郁热、通经络，是治疗乳少的经验用穴。肩井属胆经，其经筋系于膺乳，且该穴为手足少阳经之交会穴，刺之可调畅气机，疏肝利胆，"乳汁不下，针肩井两穴"。天宗穴位于肩胛冈下窝中央，为乳房后背投影区，同属于胸中之气街，刺激该穴可疏通乳房局部气血。诸穴合用，共奏补养气血、行气通乳之功。

该组穴取效的关键在于针刺手法与针感的调控。针刺足三里时，采用动留针法和驾驭针感法，使针感持续时间长。针刺膻中穴时，需将针尖刺向两乳根方向，小幅度捻转使针感停留，使两乳有胀感。

前阴病四穴

【穴位组成】三阴交　中极　次髎　太冲

【腧穴定位】

三阴交　脾经腧穴，在小腿内侧，内踝尖上 3 寸，胫骨内侧缘后际。足三阴经之交会穴。

中极　任脉腧穴，在下腹部，脐中下 4 寸，前正中线上。膀胱之募穴，任脉、足三阴经之交会穴。

次髎　膀胱经腧穴，在骶区，正对第 2 骶后孔中。

太冲　肝经腧穴，在足背，第 1、2 跖骨间，跖骨底结合部前方凹陷中，或触及动脉搏动。输穴，原穴。

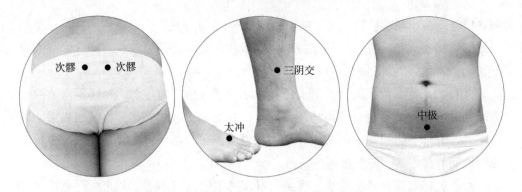

次髎 ● ● 次髎　　　　●三阴交　　　　　中极

太冲

【解剖位置】中极在腹白线上，内部为乙状结肠，有腹壁浅动静脉和腹壁下动静脉分支，布有髂腹下神经的前皮支。次髎穴位于臀大肌起始部，骶外侧动静脉后支处，第2骶神经后支通过处。

【取穴方法】参照定位取穴。

【主治病证】

功效主治：①生殖系统疾病：月经不调、痛经、带下过多、阴部湿疹、阴痒、早泄、阳痿、前列腺炎等；②泌尿系统疾病：淋病、癃闭、遗尿、尿不尽、尿频、尿急、尿痛等；③疝气。

【随症配穴】

功效主治：生殖系病症：配净府五穴、固精四穴（此二组用于男性）、胞宫七穴（用于女性）、肾区、秩边透水道、冲门三穴。①湿热下注：加行间、蠡沟、阴陵泉；②肝气郁滞：加行间、逍遥五穴、胆经四透、期门、阳陵泉、丘墟透照海；③痰瘀阻络：加中封、血海或化瘀四穴、祛痰化浊四穴；④性功能障碍：加肾区。

泌尿系病症：配净府五穴、秩边透水道、肾区、丹田三穴。①膀胱湿热：加地机、膀胱俞、阴陵泉、利水消肿五穴；②肺热壅盛：加鱼际、合谷；③肝郁气滞：加行间、期门、阳陵泉、逍遥五穴；④痰瘀阻络：加祛痰化浊四穴、血海或化瘀四穴；⑤脾气不升：加脾俞、脾胃区、百会；⑥肾气亏虚：加补三气穴、肾俞、命门、腰阳关。

【刺灸方法】三阴交直刺1.0~1.5寸，使局部有酸胀感或针感传向足，孕妇禁针。中极直刺或向下斜刺1.0~1.5寸，使针感传向会阴部，孕妇慎用。针次髎时刺向第2骶后孔，使针感传向会阴部。

【组穴方解】前阴部有泌尿生殖系器官分布，足三阴经及冲、任、督脉通过经脉与此处脏腑器官关系密切。脾经"上膝股内前廉，入腹"，肝经"循股阴，入毛中，过阴器，抵小腹"，肾经"上股内后廉，贯脊属肾，络膀胱"，冲任督"一源三歧"，起于胞中。因此前阴部病症当责之于以上相关经脉、脏腑。

三阴交为肝、脾、肾三经交会穴，针刺用补法能健脾养血，针用泻法可活血化瘀，通调三经气血，是治疗前阴部病症的主穴。中极属任脉，为膀胱募穴，位于前阴局部，深部即为膀胱，可治膀胱不利不约之泌尿系病症，与三阴交相配既可健脾祛湿止痒，以治湿疹、带下、阴痒，同时亦可调理冲任而治疗月经病。次髎为足太阳膀胱经穴，位于腰骶，其下有第2骶神经通过，深刺可触及盆腔神经丛，达到调节盆腔内脏腑功能的效果。膀胱经与肾经相表里，次髎配膀胱经募穴中极、三阴交可助膀胱气化，清热利湿，为治疗前阴病症的常用有效穴。但需注意，针刺中极时需嘱患者排净尿液，避免针刺入充盈膀胱导致不良事件的发生。太冲穴为肝经输穴、原穴，可补可泻，配三阴交能健脾益肝养肾，配中极用泻法清利下焦湿热。四穴同用能调下焦以治前阴诸疾。

腰痛二穴

【**穴位组成**】攒竹　隐白

【**腧穴定位**】

攒竹　膀胱经腧穴，在面部，眉头凹陷中，额切迹处。

隐白　脾经腧穴，在足趾，大趾末节内侧，趾甲根角侧后方 0.1 寸（指寸）。井穴。

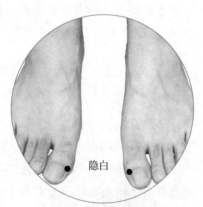

隐白

【**取穴方法**】用指甲垂直在眉毛内侧端附近推动，当摸到一凹陷（眶上切迹）处即是攒竹。隐白在足大趾内侧甲根角侧后方（即沿角平分线方向）0.1 寸。

【**主治病证**】

功效主治：腰椎病、腰肌劳损、急性腰扭伤等腰脊部疾患，中风后下肢痿软不利。

【**随症配穴**】

（1）腰痛：配阿是穴，腰夹脊穴，腰部膀胱经第一、二侧线，腰痛穴，委中。①腰、脊柱正中痛：加水沟、支沟；②腰两侧痛：加二白；③单侧腰痛：加同侧条口透承山；④急性腰痛：加后溪透合谷。

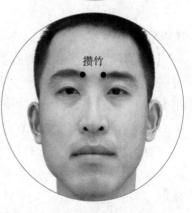

攒竹

（2）中风后下肢痿软不利：股前九穴、股后五穴以及腰部膀胱经第一、二侧线。

【**刺灸方法**】攒竹向下或内下平刺 0.5~0.8 寸。隐白浅刺 0.1 寸，进针前用押手指甲掐按穴位，快速进针，以减轻患者针刺痛。上述操作完成后，嘱患者抬患侧下肢约 10s（可根据患者身体状况酌情调整），放平，同时施以捻转法。重复上述操作 3~4 次。

【组穴方解】膀胱经"夹脊抵腰中"，经脉病候为"脊痛，腰似折"，攒竹治疗腰痛常采用互动式针法。由于攒竹穴处肌肉浅薄，实际进针部位略比国标定位靠上，进针时，以押手拇指尖抵住眉头下方，针尖向下平刺至攒竹穴，使押手拇指尖下可感到针尖位于皮下，深度达 0.5~0.8 寸。此种方法一是出于安全考虑，二是使进针深度加大、针感增强，且利于行针。令患者站立，边捻转边令患者活动腰部或行走，疼痛可大部分缓解或针入痛止。或让患者仰卧，捻转行针后嘱其抬患侧腿，患者可抬高患肢而不觉疼痛。攒竹是治疗直腿抬高试验阳性者的主穴、腰痛的辅穴。攒竹对于单侧腰痛治疗效果好，对于因单侧腰痛而下肢活动受限的患者，采用互动式针法，患者活动度即明显加大，疼痛随即减轻。

隐白为足太阴脾经之井穴，临床中治疗脑血管病后遗下肢瘫痪的患者时发现，针刺患侧此穴可增大患者下肢直腿抬高幅度，对患者神经功能的康复有良好的促进作用，为治疗中风下肢不遂的腧穴之一，也常与攒竹相配用治腰痛等症。

手足二八穴

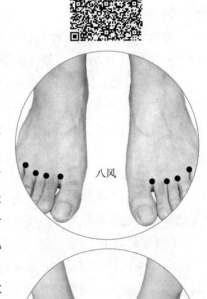

八风

八邪

【穴位组成】八邪　八风

【腧穴定位】

八邪　经外奇穴，在手背，第1~5指间，指蹼缘后方赤白肉际处，左右共8穴。

八风　经外奇穴，在足背，第1~5趾间，趾蹼缘后方赤白肉际处，左右共8穴。

【解剖位置】八邪在拇收肌（八邪1）和骨间肌（八邪2、3、4）中。穴区浅层有桡神经浅支的手背支、尺神经手背支和手背静脉网分布；深层有尺神经肌支和掌背动脉分布。八风穴区有趾背神经（八风1为腓深神经终末支，八风2、3、4为腓浅神经终末支）和趾背动脉分布。

【取穴方法】于手五指歧缝间（即大都、上都、中都、下都四穴）握拳取八邪，左右共八穴。第1、2，2、3，4、5趾间穴分别为行间、内庭、侠溪，再加第3、4趾蹼缘后方白肉际处即为八风左右八穴，一般按定位取穴即可。

【主治病证】

（1）部位主治：手指运动受限、手背肿痛、五指痛麻等手指部疾患；足趾疼痛麻木等足趾部疾患。

（2）穴性主治：失眠、郁证等神志病症。

【随症配穴】

（1）部位主治：①手指部疾患：配臂丛四穴、颈夹脊，食指、中指、无名指麻木为主加正中神经六穴、手食指三穴，小指麻木为主加尺神经五穴、前谷、后溪，桡神经通路及以拇指、食指及无名指背侧麻木为主加桡神经五穴、鱼际四穴、曲池、手食指三穴；②足趾部疾患：配小腿前外侧六穴、利趾三穴、三阴交等。

（2）穴性主治：神志病症：配外四神聪透百会、调心神五穴、逍遥五穴、踝上三寸二穴。

【刺灸方法】八邪向手掌方向直刺 0.5~0.8 寸，以手掌侧可摸到针尖为度。八风向脚心方向直刺 0.5~0.8 寸，以脚掌侧可摸到针尖为度。

【组穴方解】八邪为上肢部经外穴，善祛风通络，是治疗风邪所致手背肿痛、麻木之要穴。《标幽赋》曰："拘挛闭塞，遣八邪而去矣"，《针灸大成》谓八邪治"手臂红肿"。八邪亦可治目疾，如《素问病机气宜保命集》曰："目疾睛痛欲出，亦大刺八关"。临床上八邪常配臂臑、曲池、外关、合谷祛风通络，治疗中风半身不遂之手背肿痛；配八风、血海、曲池、风池祛风除湿，活血通络，治疗类风湿关节炎所致指趾部疾患。临床治疗失眠、抑郁症、精神分裂症时，将八风与八邪相配合使用，因八风、八邪的组成中包含了行间、内庭、侠溪、液门等穴，针刺八风与八邪可使全身经气畅通，经气通则神气得养，神气养则神明得安，神明安则诸烦乱不眠可除矣。

针刺本组穴位要注意深度。当针尖透至手掌皮肤下时，针体先后穿过掌浅横韧带、骨间背侧肌和骨间掌侧肌。中风患者手指运动受限往往表现为内收和外展幅度过小，手指内收的肌群为骨间掌侧肌，手指外展的肌群为骨间背侧肌和小指展肌，如果针刺深度过浅，无法刺激到骨间掌侧肌，则疗效较差。

散风四穴

【穴位组成】风池　风府　大椎　风市

【腧穴定位】

风池　胆经腧穴，在颈后区，枕骨之下，胸锁乳突肌上端与斜方肌上端之间的凹陷中。（注：项部枕骨下两侧，横平风府，胸锁乳突肌与斜方肌两肌之间凹陷中。）足少阳、阳维脉交会穴。

风府 督脉腧穴，在颈后区，枕外隆凸直下，两侧斜方肌之间凹陷中。督脉、阳维脉交会穴。

大椎 督脉腧穴，在脊柱区，第7颈椎棘突下凹陷中，后正中线上。手足三阳、督脉交会穴。

风市 胆经腧穴，在股部，直立垂手，掌心贴于大腿时，中指尖所指凹陷中，髂胫束后缘。

【解剖位置】风池穴的神经径路与颈3神经后支、枕小神经干或枕大神经分支的外侧支、枕下三角外侧、颈后神经丛、椎动脉及椎静脉丛等关系密切。风府穴浅层有第3枕神经、枕大神经、枕动静脉的分支或属支等，深层有枕下神经与第2、3颈神经后支的分支，椎后静脉丛和枕动静脉的分支。大椎穴浅层主要布有第8颈神经后支的内侧皮支和棘突间皮下静脉丛，深层有棘突间的椎外（后）静脉丛、第8颈神经后支的分支。风市穴浅层布有股外侧皮神经，深层有旋股外侧动脉降支的肌支和股神经的肌支。

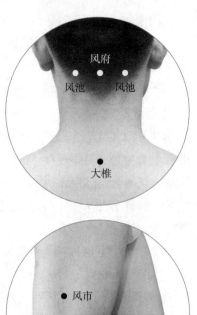

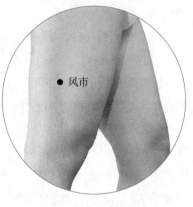

【取穴方法】沿胸锁乳突肌隆起与斜方肌隆起形成的纵沟处向上推，当颅骨下缘即为风池。沿颈部的后正中线向上推摸，至颅骨的下缘即是风府，此处正好在寰椎后弓与枕骨大孔后缘之间。大椎、风市参照定位取穴。

【主治病证】
功效主治：风邪所致的各类病症。

【随症配穴】
功效主治：①内风所致诸病：配百会、肝俞、阳陵泉、太冲透涌泉；②外风所致诸病：配肺俞、尺泽、合谷、背部膀胱经走罐。

【刺灸方法】正常成人风池、风府的针刺深度在1.5寸以内，无论针向何方均在安全范围之内。通过调整风池的针尖方向可治疗不同的病症：①治疗鼻病，部分正常人按压本穴即有酸胀感，针尖应刺向鼻尖，使局部有酸胀感，部分患者即有轻松感；②治疗咽喉病症，针尖应向喉结，使局部有酸胀感，部分患者即感咽喉部清利感；③治疗眼疾、偏头痛，风池的进针点应稍靠外，针尖向眼睛，使针感沿侧头胆经直达头临泣或阳白，此针感传导区分布有枕小神经、枕大神经和面神经的额支及颞支，部分患者即感眼前明亮；④治疗耳病和乳突部病症，风池的进针点应再靠外些，使针感直达耳后乳突部，即胆经的天冲、浮白、头窍阴等穴的分布区，此针感传导区分布有耳大神经；⑤治疗颈椎病、落枕等头项强痛，风池可平刺透风府，使后项及肩部有酸胀感。大椎穴进针的角度和深度在低头位采用直刺法更容易刺进上下两棘突之间，正常成年人进针 1.2~1.5 寸是安全的，但是不主张刺透硬脊膜。风市针刺 1.0~1.5 寸，或用齐刺法。

【组穴方解】在全身十四经的穴位中有六个带"风"字的穴位，即风池、风门、风府、秉风、翳风、风市，其共同特点都是治风效果尤为突出，故常为称之为"治风六穴""风字六穴"。中医称"风为百病之长"，有外风与内风之分。六淫的其他邪气多依附于风而起病，常出现"风湿""风寒""风热"所致病症。"内风，乃身中阳气之变动"，内风的生成与内脏阴阳失调有关，其中尤以与肝的关系最为密切，正所谓"诸风掉眩，皆属于肝"。中医认为"治风六穴"，不仅可起到内外风同治的作用，还对风类病症有一定的预防作用。

风为阳邪，其性轻扬。头项之上，惟风可到，风池穴乃"风所从入之池"，在颈后发际陷中，为手足少阳、阳维之会。"风府者，风邪所入之府，脑后之空窍也"。人身之风眼甚多，唯风中风池、风府伤人最甚，临床常取头部此二穴以散风祛邪。风市为治疗风邪的要穴，大椎穴纯阳主表，能够激发人体阳气，是疏风散寒的要穴，四穴同用既疏散外风，又疏泄内风，以治风邪所致诸疾。

退热三穴

【穴位组成】大椎　曲池　外关

【腧穴定位】

大椎　督脉腧穴，在脊柱区，第 7 颈椎棘突下凹陷中，后正中线上。手足三阳经与督脉之交会穴。

曲池　大肠经腧穴，在肘区，尺泽与肱骨外上髁连线的中点处。合穴。

外关　三焦经腧穴，在前臂后区，腕背侧远端横纹上 2 寸，尺骨与桡骨间隙中点。络穴、八脉交会穴（通阳维脉）。

【取穴方法】屈肘成直角，在肘横纹外侧端与肱骨外上髁连线的中点取曲池。取外关时应让患者采用正坐或仰卧位，俯撑，外关位于前臂背侧，当阳池与肘尖的连线上，腕背横纹上 2 寸，尺骨与桡骨之间。其他参照定位取穴。

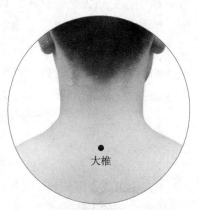

大椎

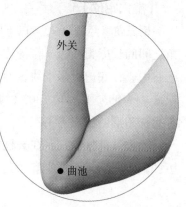

外关

曲池

【主治病证】

功效主治：热证。

【随症配穴】

功效主治：热证：配背部走罐。①咽喉肿痛：加少商、商阳、鱼际；②寒热往来：加间使、外关。

【刺灸方法】大椎用泻法，或刺穴拔罐。曲池直刺 0.5~1.0 寸，局部可有酸胀感，也可向手腕方向斜刺 1.0~1.5 寸，使有电击麻胀感向食指或腕背处放射。外关直刺 0.5~1.0 寸。

【组穴方解】大椎位于背部极上，"在项上大节高起者"，背为阳，本穴为阳中之阳，为督脉诸穴之在横膈以上者、调益阳气之总纲。大椎穴又为督脉与诸阳经之交会穴，取大椎穴既可助少阳之枢，又能启太阳之闭，从而通阳解表、和解少阳，故凡阴阳交争一方偏胜不得其平者，多取本穴以调之。又阳主表，故取大椎作为外感病退热之要穴。大椎为脊骨之主于项后，脊为一身骨之主，故又为退骨蒸内热之主穴。外关是手少阳三焦经的络穴，八脉交会穴之一，通阳维脉，阳维脉"维络诸阳而主表"，所以为退热要穴，并治肩背腰腿在表之病。阳明经多气多血，阳气隆盛，曲池穴为手阳明经合穴，行气活血、通调经络的作用较强，又因五行属土，土乃火之子，泻之具有清热作用，所以本穴既可清本经之热，治疗头面五官病，清大肠腑热，治泄泻、痢疾、肠痈等，又可清全身之热而用于热病。手阳明与手太阴肺经相表里，故曲池亦可调和气血、疏风解表，治疗风邪蕴于肌肤所引起的瘾疹等皮肤病。大椎为诸阳之会，外关为少阳经穴，曲池为阳明经穴，阳主表，故三穴同用可去内外之热，治疗因热所致诸疾。

补元气穴

【穴位组成】倒三角　大椎

【腧穴定位】

倒三角　经外奇穴，在下腹部，以患者两口角之间的长度为一边，作等边三角形，将顶角置于脐中心，底边成水平线，两底角处取两穴。再以底边为轴向下翻转 180°，脐中顶角落点的倒等边三角形的顶点为第三穴。

大椎　督脉腧穴，在脊柱区，第 7 颈椎棘突下凹陷中，后正中线上。手足三阳经与督脉之交会穴。

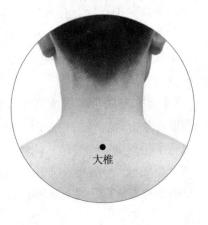

大椎

【解剖位置】倒三角是小肠的脏腑体表投影部位。肠道主要是小肠分布于腹腔的中部和下部，周围为大肠所环抱，空肠主要位于腹腔的左上部（左腹外侧区和脐区），上接十二指肠，回肠主要位于腹腔的右下部（脐区和右腹股沟区），下接盲肠。

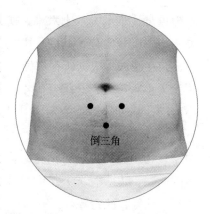

倒三角

【取穴方法】取细绳1条或细棍1根，量取患者两口角之间的长度，以此长度作等边三角形，顶角置于脐中，底边呈水平位，余两角顶点处，用笔作标记，左右计两穴；再以底边为轴向下翻转180°，脐中顶角落点的倒等边三角形的顶点为第三穴，此倒三角的三个顶点即为倒三角。大椎参照定位取穴。

【主治病证】

功效主治：各种疾病证属元气虚弱者，如阳虚感冒、自汗、盗汗、风湿痹证、久病体虚等。

【随症配穴】

功效主治：元气虚弱：配丹田三穴、足三里、三阴交、肾俞、腰阳关、命门。①阳虚感冒：加心肺区、风池、太渊、合谷、外关、列缺；②汗证：加汗证四穴、心肺区、踝上三寸二穴、太溪；③风湿痹证：加八风、八邪、相应肌腹刺组穴；④久病体虚：加运中气穴、回阳固脱三穴、肾区等。

【刺灸方法】倒三角采用45°~60°向下斜刺1.0~1.2寸，留针时顺势按压皮肤，用患者的内衣覆盖，此为弩法可加强针感。大椎穴进针的角度和深度在低头位采用直刺法更容易刺进上下两棘突之间，正常成年人进针1.2~1.5寸是安全的，但是不主张刺透硬脊膜，得气后可行烧山火手法。

【组穴方解】倒三角由三角灸变化而来，三角灸为经外奇穴名，见于《世医得效方》，"治疝气偏坠，量患人口角，两角为一折断，如此则三折，成三角如'△'样，以一角安脐心，两角在脐之下，两旁尽处是穴。左偏灸右，右偏灸左，二七壮；若灸两边亦无害"，即以两口角间长度为一边作一等边三角形，顶角置脐心，底边呈水平，下两角是穴。后《医宗金鉴》定名疝气穴，《针灸集成》则定名脐旁穴，均作奇穴。《针灸学》复名"三角灸"，具有温补元阳之功效，主治疝气偏坠、睾丸肿痛、奔豚气、少腹痛及急慢性肠炎、细菌性痢疾等病症。临床中我们对此变换应用，称之为"倒三角"。

经实际测量发现，正常人的两嘴角宽在4cm~6.5cm之间，翻转180°后的脐中顶角落点的倒等边三角形的顶点多位于脐下2.5~5寸正中线上。此处为任脉起始循行所过之处，任脉"起于胞中""起于中极之下，以上毛际，循腹里，上关元"，胞中也是《难经·六十六难》所说的"脐下肾间动气"所在，一般称为"丹田"，关元、中极等穴分布其间。中极为膀胱募穴，又系足三阴、任脉之所会。任主胞宫，穴在腹部，根据所在部位，该穴具有补肾调经、培元益精、理血暖宫的作用。关元为小肠募穴，有培肾固本、补益元气、回阳固脱之功效。倒三角三穴均位于小腹部，临近气海、关元、中极等穴，为元气汇聚之所。从现代解剖上来看，其下正为小肠，"小肠者，受盛之官，化物出焉"，其化物功能，是将经胃初步消化的饮食物，进一步进行消化，将水谷化为精微。且小肠主液，小肠在吸收水谷精微的同时，也吸收了大量的水液，液是人体水液中性质浊而黏稠者，流行灌注于关节、脑髓、孔窍等处，有润滑关节、滋养脑髓、濡润孔窍的作用。

"督脉者，起于少腹以下骨中央……上额交巅上，入络脑，还出别下项，循肩髆内"，大椎穴位于背部极上，为脊骨之主，背为阳，本穴为阳中之阳，为督脉诸穴之在横膈以上者，调益阳气之总纲。大椎穴为督脉与手太阳、手阳明、手少阳四经之会，而太阳主开、少阳主枢、阳明主里，故凡阴阳交争一方偏胜不得其平者，多取本穴以调之。大椎与倒三角同用，并配合弩法及烧山火，共奏温阳散寒、补虚固元之功，治疗各种疾病证属元气虚弱者。

补气养血四穴

【穴位组成】 气海　膈俞　足三里　三阴交

【腧穴定位】

气海　任脉腧穴，在下腹部，脐中下 1.5 寸，前正中线上。

膈俞　膀胱经腧穴，在脊柱区，第 7 胸椎棘突下，后正中线旁开 1.5 寸。血会。

足三里　胃经腧穴，在小腿外侧，犊鼻下 3 寸，胫骨前嵴外 1 横指处，犊鼻与解溪连线上。合穴，胃之下合穴。

三阴交　脾经腧穴，在小腿内侧，内踝尖上 3 寸，胫骨内侧缘后际。足三阴经之交会穴。

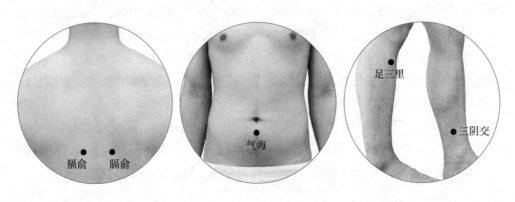

【取穴方法】取膈俞时，先确定第 7 胸椎棘突位置，其下旁开 1.5 寸即是本穴。取足三里时沿着胫骨嵴向上推到约上 1/5 处有一隆起，此处即胫骨粗隆，在其下缘处胫骨嵴外缘旁开一横指即是该穴。气海、三阴交参照定位取穴。

【主治病症】

（1）功效主治：①面色苍白或萎黄、四肢倦怠、气短懒言、食欲不振等气虚诸证；②头晕目眩、心悸怔忡等血虚诸证；③乳少、妇女月经量少、月经后期，甚至闭经等妇科病症。

（2）其他主治：疮疡日久不敛。

【随症配穴】

（1）功效主治：①眩晕甚者：配外四神聪透百会、胆经四透、脑空透风池等；②心悸怔忡甚者：配调心神三穴、神门、巨阙；③月经量少、闭经：配足三阴七穴、调冲四穴、次髎；④痛经：配关元、次髎；⑤乳少：配乳病六穴、足阳明四穴等。

（2）其他主治：疮疡日久不敛：配敛疮二穴、脾俞、血海，并于疮疡局部加用火针点刺。

【刺灸方法】针用补法，或灸法。气海采用 70°~80° 向下斜刺 1.2 寸。膈俞采用背俞穴透夹脊法 45° 角斜刺，针尖抵至椎体。足三里直刺 1.0~2.0 寸。三阴交直刺 0.5~1.0 寸。

【组方方解】气为血之帅，血为气之母，气血相互依存、相互为用。气海别名脖胦、下肓、下气海。肓之原穴，属任脉，穴居脐下，为人体先天元气聚会之处，男子生气之海，为一身元气所系，主一身气疾。《铜人腧穴针灸图经》言气海主"脏气虚惫，真气不足，一切气疾久不瘥"。膈俞为八会穴之血会，"此血会也，诸血病者，皆宜灸之，如吐血衄血不已，虚损昏晕，血热妄行，心肺二经呕血，脏毒便血不止"（《类经图翼》），刺灸本穴可有养血生血、健脾补心之功。

足三里、三阴交分属胃、脾二经，阳明胃经为多气多血之经，足三里为胃经所入之"合"穴，《灵枢·顺气一日分为四时》曰："经满而血者，病在胃及以饮食不节得病者，取之于合"，故针刺足三里穴能治与"血"相关之证，以达调理人体一身气血之目的。三阴交为足三阴经之交会穴，脾主生血、统血，肾藏精，肝藏血，"精血同源"，故三阴交为精血之要穴，其所治诸症多与经、血、胎产及子宫、精室相关。二穴能补益脾胃以益气血生化之源，与气海、膈俞同用，针用补法，或灸法，共奏补益气血之功。

清热凉血六穴

【穴位组成】血海　委中　曲泽　少冲　大椎　曲池

【腧穴定位】

血海 脾经腧穴，在股前区，髌底内侧端上 2 寸，股内侧肌隆起处。

委中 膀胱经腧穴，在膝后区，腘横纹中点。合穴，膀胱之下合穴。

曲泽 心包经腧穴，在肘前区，肘横纹上，肱二头肌肌腱的尺侧缘凹陷中。合穴。

少冲 心经腧穴，在手指，小指末节桡侧，指甲根角侧上方 0.1 寸（指寸）。井穴。

大椎 督脉腧穴，在脊柱区，第 7 颈椎棘突下凹陷中，后正中线上。手足三阳经与督脉之交会穴。

曲池 大肠经腧穴，在肘区，尺泽与肱骨外上髁连线的中点处。合穴。

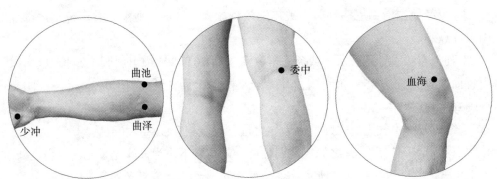

【取穴方法】血海在髌骨内上缘上 2 寸，当股内侧肌最高点处取穴，或医生面对患者，用手掌按在患者髌骨上，掌心对准髌骨顶端，拇指向内侧，当拇指尖所到之处即为血海。取委中时患者应采用俯卧位，该穴位于腘横纹中点偏外侧 0.5cm 处，当股二头肌肌腱与半腱肌肌腱的中间。余穴参照定位取穴。

【主治病症】

（1）功效主治：血热所致诸症：①咳血、吐血、衄血和尿血等出血证；②妇女月经提前、量多、色深红等妇科病症；③口干不欲饮，身热以夜间为甚。

（2）其他主治：①心烦，躁扰不宁；②斑疹。

【随症配穴】

（1）功效主治：①出血证：咳血配孔最、鱼际，吐血配内庭、气冲，衄血配合谷、上星，尿血配膀胱俞、中极；②妇科病症：月经先期配足三阴七穴、丹田三穴、血海等，崩漏配胞宫五穴、脾胃区、隐白。

（2）其他主治：①神昏谵语：配水沟、劳宫、少冲；②热毒炽盛、斑色紫黑：配八风、八邪；③若血热风动而见抽搐者：配泻太冲、十宣（放血）。

【刺灸方法】针用泻法，血海直刺 0.7~1.2 寸，曲池直刺 1.0~1.5 寸。除曲池、血海外，其他穴可用三棱针点刺出血。

【组方方解】血海属足太阴脾经，"犹如聚溢血重归于海"，有引血归脾、益气统血之功。脾"主统血"，故血海为脾经之要穴。委中是足太阳膀胱经的合穴，又名血郄，"主泻四肢之热"。大椎穴属于督脉，为"诸阳之会"，刺血拔罐可驱毒外泄、凉血解毒以起到退热的作用。阳明经多气多血，阳气隆盛，曲池穴为手阳明经合穴，行气活血、通调经络的作用较强，又本穴配五行属土，土乃火之子，泻之具有清热作用，可清全身之热而用于热病。诸穴相配可清热凉血泻邪，故可用于治疗咳血、衄血等血热出血证。

《针灸大成》载："暴崩不止，血海主之"，太阴为多血少气之经，与多血多气之阳明经相表里，且冲脉又称"血海"，起于胞中，与妇女月经有密切关系，血归于海，气旺血盈，血海穴具有理血统血、调理冲任的作用，是治疗妇科疾病调经的要穴。与其余泄热诸穴相配有调经止血之功，可用治血热所致月经提前、量多等妇科病。

曲泽是手厥阴经的合穴，有通心气、调脏腑、泄血热的作用。少冲为手少阴经的井穴，具有泄心火、息肝风之功，且井穴为阴阳气血交接之处，具有清心安神、开窍泄热作用，故可主治由肝风内动或心肝火旺所致的热病及神志病。大椎穴属督脉，因督脉"入属于脑"，脑为"元神之府"，故大椎穴是治疗神志病的要穴。诸穴同用，可用于治疗血热引起的神志病症。

《医学入门》言血海"善治一切血疾及诸疮"，血海穴属足太阴脾经穴，有健脾利湿、清泻血热的作用。血郄委中穴，具有活血化瘀、清利血热的作用，善治血分毒热。依据《黄帝内经》中"血实宜决之"，"菀陈则除之"的理论，委中与诸穴刺血可用来治疗与血瘀、血热、血滞等有关的皮肤病。

化瘀四穴

【穴位组成】膈俞　血海　地机　合谷

【腧穴定位】

膈俞　膀胱经腧穴，在脊柱区，第 7 胸椎棘突下，后正中线旁开 1.5 寸。血会。

血海　脾经腧穴，在股前区，髌底内侧端上 2 寸，股内侧肌隆起处。

地机　脾经腧穴，在小腿内侧，阴陵泉下 3 寸，胫骨内侧缘后际。郄穴。

合谷　大肠经腧穴，在手背，第 2 掌骨桡侧的中点处。原穴。

【取穴方法】取膈俞时，先确定第 7 胸椎棘突位置，其下旁开 1.5 寸即是本穴。髌骨内上缘上 2 寸，当股内侧肌最高点处取穴，或医生面对患者，用手掌按

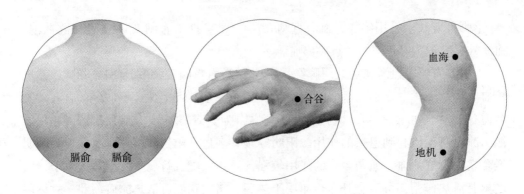

膈俞　　膈俞　　　　　　　　　　合谷　　　　　　　血海

　　　　　　　　　　　　　　　　　　　　　　　　　　地机

在患者髌骨上，掌心对准髌骨顶端，拇指向内侧，当拇指尖所到之处即为血海。地机在阴陵泉直下3寸，当阴陵泉穴与三阴交穴的连线上，胫骨内侧面后缘处取穴。

合谷穴有三种取穴方法：①拇、食两指张开，以另一手的拇指关节横纹放在虎口上，当拇指尖到达处是穴；②拇、食两指并拢出现一条纹缝，纹缝尽头与第二掌骨桡侧缘垂线交点处即是该穴，恰对第2掌骨桡侧中点处；③拇、食两指张开，当虎口与第1、2掌骨结合部连线的中点即是本穴。

【主治病症】

功效主治：瘀血所致诸症。①湿疹、瘾疹、荨麻疹、皮肤瘙痒、丹毒、股内廉诸疮等皮肤外科病症；②月经不调、痛经、经闭、崩漏、带下、遗精、癃闭等生殖泌尿系病症；③腹胀肠鸣、呕吐、泄泻等脾失健运之中焦诸证；④头痛、胁痛、胸痹等痛证；⑤瘀血所致痴呆、癫狂等神志诸症。

【随症配穴】

功效主治：①皮肤外科病症：配曲池、大椎；②生殖泌尿系病症：丹田三穴、胞宫七穴、净府五穴、秩边透水道、肾区、中极、归来、三阴交；③脾失健运之中焦诸证：配运中气穴、足阳明四穴；④诸痛证：配阿是穴，头痛加外四神聪透百会、透四关、列缺、大椎、风府，胁痛加支沟、期门、阳陵泉、太冲，胸痹加心俞、膻中、调心神三穴；⑤神志诸症：配外四神聪透百会、脑空透风池、头目双透、胆经四透、悬钟、痫证三穴等。

【刺灸方法】膈俞、血海配合刺血拔罐法。其他穴位常规针刺。

【组方方解】血行于脉中，以通畅为顺。"人之气血凝滞而不通，犹水之凝滞而不通也。水之不通，决之使流于湖海，气血不通，针之使周于经脉"，《黄帝内经》更有"菀陈则除之""血实宜决之"等治法。

膈俞乃八会穴之血会，膀胱经背俞穴，《难经》曰："血会膈俞。疏曰：血病治此。盖上则心俞，心主血，下则肝俞，肝藏血，故膈俞为血会。又：足太阳多血"，故取之可交通于膈膜治疗血证。《医学入门》载其"主胸胁心痛，痰疟，疹癖，主一切血疾"。文献记载膈俞对胃脘痛、呃逆、呕吐、饮食不下、咳嗽、瘀血、出血、潮热、盗汗、脊强、胸满胁胀等均有调治作用，但总以其活血化瘀之功治疗血证为主。临床多刺血拔罐以除瘀滞之血。

血海属足太阴脾经，"犹如聚溢血重归于海"，故名血海。太阴脾经又是多血少气之经，与多血多气阳明经是表里关系；血海穴具有理血统血、调理冲任的作用，善治湿疹、瘾疹、荨麻疹、瘙痒、丹毒等皮肤科病症，同经的地机穴是本经郄穴，为气血所聚之处，具活血理血、健脾利湿之功，尤善治胞宫精室之血证。经验证明，地机治疗痛经优于三阴交。地机益血活血，尤善活血，故常与血海相伍为用，治疗血分相关之月经不调、痛经、经闭、崩漏等，《百症赋》言："妇人经事常改，自有地机、血海"。因二穴均能活血理血，为血证之要穴，主要治疗与血相关诸疾，两穴又同为足太阴脾经穴，"经脉所过，主治所在"，故两穴合用功能健脾利湿，治疗腹胀、泄泻等脾失健运之中焦诸症。合谷是多气多血之阳明大肠经原穴，乃调气血之要穴，与血海一阴一阳，一上一下，共奏行气导滞、通脉活血之功。

汗证四穴

【穴位组成】大椎　合谷　阴郄　复溜

【腧穴定位】

大椎　督脉腧穴，在脊柱区，第 7 颈椎棘突下凹陷中，后正中线上。手足三阳经与督脉之交会穴。

合谷　大肠经腧穴，在手背，第 2 掌骨桡侧的中点处。原穴。

阴郄　心经腧穴，在前臂前区，腕掌侧远端横纹上 0.5 寸，尺侧腕屈肌肌腱的桡侧缘。郄穴。

复溜　肾经腧穴，在小腿内侧，内踝尖上 2 寸，跟腱的前缘。经穴。

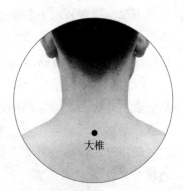

大椎

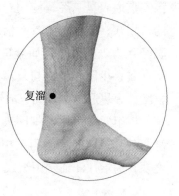

复溜

【取穴方法】合谷穴有三种取穴方法：①拇、食两指张开，以另一手的拇指关节横纹放在虎口上，当拇指尖到达处是穴；②拇、食两指并拢出现一条纹缝，纹缝尽头与第 2 掌骨桡侧缘垂线交点处即是该穴，恰对第 2 掌骨桡侧中点处；③拇、食两指张开，当虎口与第 1、2 掌骨结合部连线的中点即是本穴。余穴参照定位取穴。

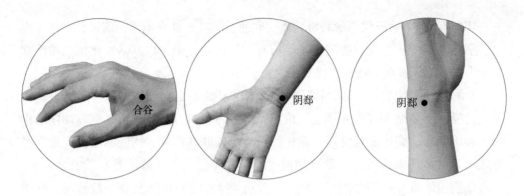

【主治病证】

功效主治：自汗、盗汗等汗证。

【随症配穴】

功效主治：①自汗：配补三气穴、足三里；②盗汗：配滋阴三穴、足三里。

【刺灸方法】大椎穴进针的角度和深度在低头位采用直刺法更容易使针身恰在上下两棘突之间，正常成年人进针 1.2~1.5 寸是安全的，但是不主张刺透硬脊膜，也可得气后将针提至皮下，再分别向左右斜刺。合谷直刺 0.5~1.0 寸。复溜浅刺 0.2~0.3 寸以循经得气。

【组穴方解】《素问·阴阳应象大论篇》言"阳加于阴，谓之汗"，若阴阳失调，营卫不和，腠理开阖不利而引起汗液外泄则引起汗液异常。汗证的病机多为卫外不固与热迫津妄行两个方面。汗乃五液之一，津液所化，汗出过多必伤阴，因此临床针刺治疗汗证当以益气清热、滋阴敛汗为纲。

《针灸甲乙经》言大椎为"三阳督脉之会"，可通行督脉，流走于三阳，性纯阳主表，针法泻之可清泻诸阳经之邪热而清热泻火，补之可壮全身之阳气而固卫安营，是治疗汗证的要穴，无论是表虚不固的自汗还是阴虚火旺的盗汗都可取用之。使用补法或泻法针刺大椎，通过调节阳气的盛衰以使阴阳达到一个相对平衡的状态来使营卫调和而达到汗出的正常水平。合谷为手阳明大肠经原穴，主气，该穴贯通表里二经，施用补法可补益肺气，具有补气固表之功，是治疗气虚病证的常用穴；施用泻法具有清肺疏卫、清宣阳明之功效。复溜属足少阴经穴，与膀胱经互为表里，五行属金应肺，金生水可滋阴液。该穴可滋阴液，滋水则汗止。阴郄属手少阴心经，与复溜为同名经配穴，加强其滋阴敛汗之功。阴液生则阳亢自减，虚热退则卫气固，故针刺本穴可达清虚热敛汗的目的。

该组穴中大椎益气固表，合谷补之则益气，泻之则清热，复溜和阴郄二穴可滋阴敛汗，四穴合用阴阳相配，刚柔相济，可奏协调阴阳、益气清热、滋阴敛汗之功，为治疗汗证常用组穴。

祛痰化浊四穴

【穴位组成】中脘　足三里　丰隆　阴陵泉

【腧穴定位】

中脘　任脉腧穴，在上腹部，脐中上4寸，前正中线上。胃之募穴，腑会，任脉、手太阳、手少阳、足阳明经之交会穴。

足三里　胃经腧穴，在小腿外侧，犊鼻下3寸，胫骨前嵴外1横指处，犊鼻与解溪连线上。合穴，胃之下合穴。

丰隆　胃经腧穴，在小腿外侧，外踝尖上8寸，胫骨前肌的外缘。络穴。

阴陵泉　脾经腧穴，在小腿内侧，胫骨内侧髁下缘与胫骨内侧缘之间的凹陷中。合穴。

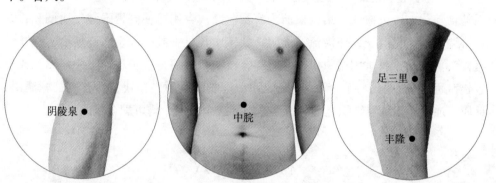

【取穴方法】足三里取穴时押手拇指沿胫骨由下至上循按，至胫骨前嵴下缘，足三里穴在这一水平线上胫骨前肌外缘。其他参照定位取穴。

【主治病证】

功效主治：①头痛、眩晕等头部病症；②痴呆、郁证等神志病症；③瘰疬、瘿瘤等颈部病症；④乳癖、胸痹等胸部病症；⑤胸脘痞闷、食少纳呆等脾胃病。

【随症配穴】

功效主治：①头部病症：配外四神聪透百会、脑空透风池、踝上三寸二穴、四关；②神志病症：配调心神三穴、神门、胆经四透、透四关、三阴交；③颈部病症：配项中四穴、外关；④胸部病症：乳癖配乳病六穴、乳根；胸痹配调心神三穴、丘墟透照海、心肺区、膻中、紫宫、玉堂；⑤脾胃病：配脾胃区、胃病三穴、运中气穴。

【刺灸方法】中脘70°~80°向下斜刺1.0~1.5寸；余穴直刺1.0~1.2寸。

【组穴方解】津液是人体重要的组成部分，其输布排泄障碍可导致水液停聚，表现为湿、水、痰、饮等病理变化，并进而影响脏腑的功能，"痰之为物，随气升降，无处不到"（《丹溪心法》），"惟脾土虚弱，清者难升，浊者难降，留中滞膈，淤而成痰"（《医宗必读》）。

　　脾胃为生痰之源，取脾胃二经足三里、丰隆、阴陵泉加胃之募穴中脘意在理气和中、化痰降浊。李梴在《医学入门》中强调："水火升降，脾胃和调，痰以何生。"中脘为胃之募穴、腑之所会，功擅调理中焦之气；足三里为胃经合穴，功擅健脾和胃。两穴配伍，可健运脾胃，通调腑气，清升浊降，使痰无以生。《行针指要歌》曰："或针痰，先针中脘、三里间"，故知中脘亦可直接起到祛痰降浊之功。丰隆为足阳明胃经之络穴，络于足太阴脾经，同调两经之气，功擅化痰降浊，为治痰之要穴；阴陵泉为足太阴脾经合穴，合治内腑，可健脾理气而利湿。二穴合用，则理脾化湿、除痰降浊，使痰得以化。

　　《景岳全书》记载："盖痰涎之化，本由水谷，使果脾强胃健。如少壮者流，则随食随化，皆成血气，焉得留而为痰？"四穴合用可使脾胃强健气血调和、升降协调，则痰化湿祛，津液流通无阻。临床中凡见胸脘痞闷，恶心纳少，呕吐痰涎，头重眩晕，身重困倦，形体多肥胖，或咳嗽咯痰，或神昏而喉中痰鸣，或神志错乱而为癫、狂、痴、痫，或见瘰疬、瘿瘤、乳癖、核块，舌苔腻，脉濡滑，证属痰浊阻滞于脏器组织之间者，无论局部或全身性，均可配合使用。

利水消肿五穴

【穴位组成】 水分　阴陵泉　外关　三焦俞　复溜
【腧穴定位】

水分　任脉腧穴，在上腹部，脐中上 1 寸，前正中线上。

阴陵泉　脾经腧穴，在小腿内侧，胫骨内侧髁下缘与胫骨内侧缘之间的凹陷中。合穴。

外关　三焦经腧穴，在前臂后区，腕背侧远端横纹上 2 寸，尺骨与桡骨间隙中点。络穴，八脉交会穴（通阳维脉）。

三焦俞　膀胱经腧穴，在脊柱区，第 1 腰椎棘突下，后正中线旁开 1.5 寸。三焦之背俞穴。

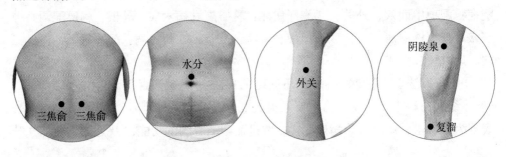

复溜 肾经腧穴，在小腿内侧，内踝尖上2寸，跟腱的前缘。经穴。

【取穴方法】参照定位取穴。

【主治病证】

功效主治：水肿类病症。

【随症配穴】

功效主治：水肿类病症：配倒三角、丹田三穴、腰阳关、肾俞、命门。

【刺灸方法】水分穴70°~80°向下斜刺1.0~1.5寸。三焦俞60°~70°向内斜刺1.0~1.2寸，针尖可抵至椎体。阴陵泉直刺1.0~1.5寸。外关、复溜直刺0.8~1.2寸。

【组穴方解】水停亦有"水气"之称，是由于肺、脾、肾三脏对水液运化、输布功能失调，气化失职，而导致体内水液潴留的病证。水液泛溢于肌肤，或停聚于面目、四肢、胸腹，甚至全身的一种疾患，故见局部或全身水肿。水湿痰饮虽为病理产物，同时也是致病因素。彼此之间又有一定的内在联系，水化生湿，湿聚生痰，痰为饮之甚，饮为痰之渐。

有形实邪积聚，而出现肉眼可见水肿之状，此时治疗应重在标本同治，取穴水分、阴陵泉、外关、三焦俞、复溜，意在化气利水兼消肿。水分属任脉，穴名即指本穴有分利水湿之功，如其名所示为治疗水病之要穴，灸之尤佳。《行针指要赋》曰："或针水，水分挟脐上边取"，《铜人腧穴针灸图经》谓："若水病灸之大良，可灸七壮至百壮止"。阴陵泉为足太阴脾经之合穴，属水，取之以理脾健运、祛湿利水，治疗水肿时，常与水分配伍，如《百症赋》云："阴陵、水分，去水肿之脐盈"，两穴合用消肿利水。三焦是气的升降出入通道，又是气化的场所，有主持诸气、总司全身气机和气化的功能，故《难经·三十一难》说："三焦者，水谷之道路，气之所终始也"。同时三焦还是水液运行的道路，正所谓"三焦者，决渎之官，水道出焉"（《素问·灵兰秘典论篇》）。外关属手少阳三焦经，通于阳维脉，三焦俞属足太阳膀胱经，为三焦背俞穴，二穴配伍，可调畅气机、疏利水道、促进气化，使水湿除而肿消。肾主水，为气化之本，在体内水液代谢平衡中起着极其重要的作用，故《素问·水热穴论篇》曰："肾者，胃之关也，关闭不利，故聚水而从其类也，上下溢于皮肤，故为胕肿"。复溜为足少阴肾经之经穴，灸之以温肾通经，利水消肿。

临床中凡见水肿，或见于下肢，或见于面睑，或见于全身，按之凹陷，或腹满如鼓、叩之声浊，小便不利，舌淡苔润滑，脉濡缓或沉，证属水液停滞者，无论局部或全身性，均可配合使用。

和中蠲饮四穴

【穴位组成】中脘　天枢　外关　阴陵泉

【腧穴定位】

中脘　任脉腧穴，在上腹部，脐中上4寸，前正中线上。胃之募穴，腑会，任脉、手太阳、手少阳、足阳明经之交会穴。

天枢　胃经腧穴，在腹部，横平脐中，前正中线旁开2寸。大肠之募穴。

外关　三焦经腧穴，在前臂后区，腕背侧远端横纹上2寸，尺骨与桡骨间隙中点。络穴，八脉交会穴（通阳维脉）。

阴陵泉　脾经腧穴，在小腿内侧，胫骨内侧髁下缘与胫骨内侧缘之间的凹陷中。合穴。

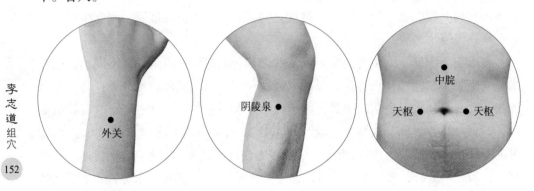

【取穴方法】参照定位取穴。

【主治病证】

功效主治：胃痛、呕吐、眩晕、小便不利等痰饮类病症。

【随症配穴】

功效主治：痰饮类病症：配祛痰化浊四穴。①胃痛：加脾胃区、足阳明四穴、运中气穴、合谷、内关；②呕吐：加脾胃区、足阳明四穴、内关、攒竹；③眩晕：加胆经四透、脑空透风池、外四神聪透百会、头维、神庭、踝上三寸二穴；④小便不利：加前阴病四穴、净府五穴、肾区、秩边透水道、足三阴七穴。

【刺灸方法】中脘、天枢70°~80°向下斜刺1.0~1.5寸。外关直刺0.8~1.2寸。阴陵泉直刺1.0~1.5寸。

【组穴方解】饮为阴邪，遇寒则凝，得温则行，其病机性质总属阳虚阴盛，故其治疗宗《金匮要略》提出的"病痰饮者，当以温药和之"的原则。此组穴由中脘、天枢、外关、阴陵泉组成，意在温中散寒、和胃化饮。治疗可与温灸配合，亦可采用火针。中脘为胃之募、腑之会穴，任脉与胃、小肠、三焦经之交会穴，《玉龙歌》云："脾家之症有多般，致成翻胃吐食难……金针必定夺中脘"。天枢属胃经为大肠募穴，两穴均位居中焦，且与脾胃系经脉关系密切，针之可通调胃肠腑气，疏通经气，和胃化饮。外关属手少阳三焦经，三焦为水液运行之通道，取之以条达气机、通利三焦，从而促进津液正常输布。阴陵泉为脾经合穴，属水，《素问·至真要大论篇》云："太阴在泉，湿淫所胜，民病积饮心痛"，《素问·六元正纪大论篇》"太阴所至，为积饮否膈……太阴所至为稽满"，合治内腑，刺之可理脾而利水化湿。外关与阴陵泉配伍可舒达气机、清升浊降、水饮得蠲。诸穴合用可健运脾胃、通利三焦、温补中焦而使寒邪得祛、水饮得化。

固精四穴

【穴位组成】 关元　大赫　三阴交　太冲

【腧穴定位】

关元　任脉腧穴，在下腹部，脐中下 3 寸，前正中线上。小肠之募穴，任脉、足三阴经、冲脉之交会穴。

大赫　肾经腧穴，在下腹部，脐中下 4 寸，前正中线旁开 0.5 寸。

三阴交　脾经腧穴，在小腿内侧，内踝尖上 3 寸，胫骨内侧缘后际。足三阴经之交会穴。

太冲　肝经腧穴，在足背，第 1、2 跖骨间，跖骨底结合部前方凹陷中，或触及动脉搏动。输穴，原穴。

【取穴方法】 从肚脐到耻骨上方划一线，将此线五等分，从肚脐往下 4/5 点的左右一指宽处，即为大赫。由踝部沿胫骨内缘向上推至指下凹陷处，即是三阴交。其他参照定位取穴。

【刺灸方法】 以灸法为宜，亦可针用补法。关元宜向下呈 70°~80° 斜刺，以针感达龟头端为度。大赫直刺 1.0~1.5 寸。

【主治病证】

功效主治：遗精、阳痿、早泄、性功能减退等男科病症。

【随症配穴】

功效主治：①郁闷不舒、精神紧张：配合谷、内关；②梦遗：配内关、神门；③形体肥胖，脉滑苔腻：配阴陵泉、丰隆、中脘、祛痰化浊四穴。

【组穴方解】 男子精关不固多与肾精亏损、气血不足及肝之功能失调关系密

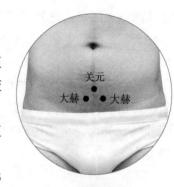

关元
大赫　大赫

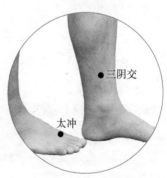

三阴交

太冲

切。肾主阴，主藏精，宜静；肝主阳，主疏泄，易动。"肾者，主蛰，封藏之本，精之处也"，肾气虚则精易外泄。肾经大赫穴位于下腹部，属冲脉、足少阴之会，《备急千金要方》曰大赫"主精溢，阴上缩"，《针灸大成》谓大赫"主虚劳失精，男子阴器结缩，茎中痛，目赤痛从内眦始，妇人赤带"。肝主宗筋，亦主疏泄，肝经环绕阴器，男子精关不固则易宗筋痿废不用。太冲是足厥阴肝经的输穴和原穴，五行属土。《灵枢·寿夭刚柔》云："病在阴之阴者，刺阴之荥输"，即指阴经输穴可治疗五脏病。此外，"太"即大，"冲"即要冲，喻本穴为肝经大的通道所在，即元（原）气所居之处，故取之可调肝之疏泄，启宗筋之用。

三阴交为足三阴经之交会穴。关元是足三阴经在任脉的交会点，此穴又有精宫、丹田等名。取此二穴可加强调补肝肾以固精之功。同时，关元穴为元阴元阳之气闭藏之门户，是男子藏精、女子藏血之处，是统摄元气之所。肾间动气禀受于先天，是维持生命活动的原动力，而此原动力，在人出生后，需要由小肠不断地吸收营养来充养，才能继续发挥作用。关元又是小肠经的募穴，小肠是人体吸收营养物质的主要器官，刺灸关元能很好地促进肠道功能，以后天补先天并能起到暖丹田、壮元阳、补肾精、益骨髓的功效，增强小肠对营养物质的吸收能力，既补气又补血，主诸虚百损。四穴同用则元气足、肾精充、肝气顺，以致精固筋柔。

逍遥五穴

【穴位组成】三阴交　神门　太冲　合谷　内关

【腧穴定位】

　三阴交　脾经腧穴，在小腿内侧，内踝尖上3寸，胫骨内侧缘后际。足三阴经之交会穴。

　神门　心经腧穴，在腕前区，腕掌侧远端横纹尺侧端，尺侧腕屈肌肌腱的桡侧缘。输穴，原穴。

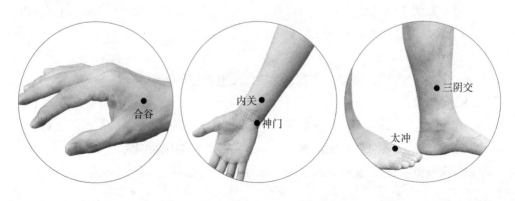

太冲　肝经腧穴，在足背，第1、2跖骨间，跖骨底结合部前方凹陷中，或触及动脉搏动。输穴，原穴。

　　合谷　大肠经腧穴，在手背，第2掌骨桡侧的中点处。原穴。

　　内关　心包经腧穴，在前臂前区，腕掌侧远端横纹上2寸，掌长肌肌腱与桡侧腕屈肌肌腱之间。络穴，八脉交会穴（通阴维脉）。

　　【取穴方法】合谷穴有三种取穴方法：①拇、食两指张开，以另一手的拇指关节横纹放在虎口上，当拇指尖到达处是穴；②拇、食两指并拢出现一条纹缝，纹缝尽头与第2掌骨桡侧缘垂线交点处即是该穴，恰对第2掌骨桡侧中点处；③拇、食两指张开，当虎口与第1、2掌骨结合部连线的中点即是本穴。其他参照定位取穴。

　　【刺灸方法】常规针刺深度，施以泻法。

　　【主治病证】

　　功效主治：郁证。

　　【随症配穴】

　　功效主治：①胸胁胀满者：配支沟、大包、阳陵泉；②食欲不振者：配公孙。

　　【组穴方解】方剂"逍遥散"为肝郁血虚、脾失健运之证而设，而此组穴治证病机为肝郁不舒、心脾两虚，二者相似，故命为"逍遥五穴"。肝为藏血之脏，性喜条达而主疏泄，体阴用阳。若七情郁结，肝失条达，或阴血暗耗，或生化之源不足，肝体失养，皆可使肝气横逆，胁痛、寒热、头痛、目眩等症随之而起。"神者，水谷之精气也"（《灵枢·平人绝谷》），神疲食少是脾虚运化无力之故。脾虚气弱则统血无权，肝郁血虚则疏泄不利，所以月经不调、乳房胀痛。此时疏肝解郁，固然是当务之急，而养血柔肝，亦是不可偏废之法。

　　三阴交为脾经腧穴，是足三阴经交会的重要通衢之处，取之能健脾柔肝益肾。心主神明，故取心经之原穴神门宁心调神。心脾两虚、肝郁不疏所致的头晕神疲等症状，其病位主要责之于肝，故采用原原配穴的方法选取足厥阴原穴太冲，配手阳明大肠合谷，两穴相合，合称"四关穴"，阴阳上下，同气相求，以达启闭解郁之功。内关为手厥阴心包经之络穴，有宁心通络、安神之功，且手厥阴与足厥阴为同名经，在天池处相接，"心胸内关谋"，故该穴为疏肝解郁之要穴。

透 四 关

　　【穴位组成】合谷透劳宫　　太冲透涌泉

　　【腧穴定位】

　　合谷　大肠经腧穴，在手背，第2掌骨桡侧的中点处。原穴。

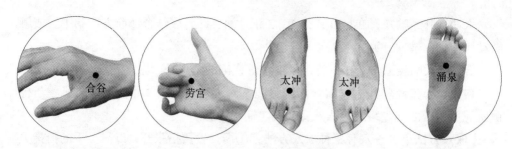

合谷　　劳宫　　太冲　　太冲　　涌泉

劳宫　心包经腧穴，在掌区，横平第3掌指关节近端，第2、3掌骨之间偏于第3掌骨。荥穴。

太冲　肝经腧穴，在足背，第1、2跖骨间，跖骨底结合部前方凹陷中，或触及动脉搏动。输穴，原穴。

涌泉　肾经腧穴，在足底，屈足卷趾时足心最凹陷中。井穴。

【取穴方法】五指并拢时，从虎口后纵纹头向第2掌骨作垂直连线，此线与第2掌骨边沿交点处向掌面取合谷。从第1、2跖骨间向后推移至底部的凹陷处即是太冲。

【主治病证】

（1）经络主治：胸胁胀痛、胸闷等病症。

（2）功效主治：①失眠、健忘、郁证等神志病症；②眩晕、头痛、目赤肿痛、耳鸣、耳聋等头面五官病症；③胃痛、呕吐等脾胃病。

【随症配穴】

（1）经络主治：胸胁病症：配行间、期门、阳陵泉、逍遥五穴。

（2）功效主治

神志病症：配外四神聪透百会、调心神三穴、逍遥五穴、丘墟透照海、踝上三寸二穴、手足二八穴。①失眠：加大椎、神庭、申脉、照海；②健忘：加脑空透风池；③郁证：加胆经四透、期门、阳陵泉。

头面五官病症：配外四神聪透百会、脑空透风池、头目双透、胆经四透。①眩晕：加风池、头维、神庭；②头痛：加列缺、大椎、风府；③目赤肿痛：加眼病六穴、风池、头维、合谷、光明；④耳鸣耳聋：加耳周六穴、耳屏前三穴。

脾胃病症：配足阳明四穴、脾胃区、胃病三穴。①胃痛：加行间、期门、阳陵泉、逍遥五穴；②呕吐：加上脘、胃病三穴。

【刺灸方法】先直刺太冲，得气后将针提至皮下，向外斜刺，使针尖达涌泉处，进针1.0~1.2寸，然后行捻转提插之补法或平补平泻法使二穴均得气。

【组穴方解】合谷为大肠经原穴，"下入缺盆，络肺，下膈，属大肠"；劳宫为手厥阴经荥穴，"出属心包络，下膈，历络三焦"，大肠经、心包经都与胃、膈的关系密切，针刺合谷透劳宫，可通过一穴两经，使经气相贯，行气活血，用于治疗肝气不舒引起的脾胃病。

"阴中之少阳，肝也，其原出于太冲，太冲二"，太冲属足厥阴肝经，厥阴经
"少气多血"，且肝主藏血，体阴用阳，故太冲主血，主降，可平肝降火、行气调
血。涌泉为足少阴肾经之井穴，为肾经经气所出之处。肝肾同源，同居下焦，可
相互滋生，二穴相配可滋阴潜阳，滋肾水以涵肝木，用于治疗肝肾阴虚、肝阳上
亢之证，如头面五官病症和神志病。足厥阴肝经"起于大指丛毛之际……布胁
肋……连目系，上出额，与督脉会于巅"，足少阴肾经"从肾上贯肝膈……络心，
注胸中"。二穴相透，又可用于治疗经脉循行部位病症，如胸胁胀痛。

合谷、劳宫、太冲、涌泉四穴，均为四肢远端手足部之经穴，属经脉之本部、
根部，它与标部、结部的头、胸、腹有着密切的联系，故在治疗上对头、胸、腹
及与穴位有关的经脉病症和局部疾患，具有调整和治疗作用。四关透穴既可以沟
通经脉，调节脏腑，又可清热祛风，疏肝息风，采用透刺法扩大了四关穴的主治
范围，且作用大于单纯四穴，增加经穴的协同作用及针感以提高穴效。

回阳固脱三穴

【穴位组成】神阙　关元　百会

【腧穴定位】

神阙　任脉腧穴，在脐区，脐中央。

关元　任脉腧穴，在下腹部，脐中下 3 寸，前正
中线上。小肠之募穴，任脉、足三阴经、冲脉之交
会穴。

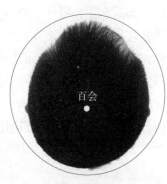

百会　督脉腧穴，在头部，前发际正中直上 5
寸。督脉、手足三阳、足厥阴经之交会穴。

【取穴方法】两耳尖向上至头顶即为百会穴。

【刺灸方法】神阙禁针，宜灸。关元 70°~80° 向
下斜刺 1.0~1.2 寸。治疗中气下陷病症时针刺百会，
针尖向前，勿偏左右，施以捻转提插手法，使针感达
前额方向。

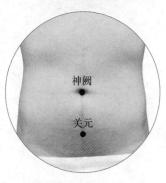

【主治病证】

（1）脏腑主治：呕吐、腹胀、大便不通、泄泻不
止等脾胃病症。

（2）穴性主治：遗精、阳痿、早泄、月经不调、痛经、崩漏、带下、不孕、
产后恶露不止等生殖系病症；腰痛、四肢逆冷、虚劳等阳虚病症。

（3）其他主治：中风脱证、中暑脱证。

【随症配穴】

其他主治：中风脱证加运中气穴、足阳明四穴、内关。

【组穴方解】"任脉者，起于中极之下，以上毛际，循腹里，上关元，至咽喉"，神阙属任脉腧穴，可治疗腹部病症，治"卒中不知人，四肢厥逆，附子研末置脐上，再灸之，可活人"（《太平圣惠方》）。神阙因其位居人体中央，连接先天与后天，是气机升降出入的总枢，所以能分清浊而别阴阳，激发脏腑经脉气血的生成与运行，被称作"生命之根蒂，真气之所系"。从经络的角度看，神阙为任脉要穴，任脉乃阴脉之海，与督脉关系密切，故与督脉共司人体诸经百脉，又为冲脉循行之所。冲脉为"十二经之海"，任、督、冲"一源三歧"，三脉经气相通，均起于胞中，调节全身气血，所以神阙一穴可作用于全身。由于奇经八脉纵横贯穿于十二经脉之中，联系全身经脉组织器官，因此五脏六腑、四肢百骸、五官九窍、皮肉筋骨均影响于脐中。

关元穴是任脉之穴，关意为门闩，引申为出入之所；元即为元气，二者暗喻此处是元气出入的要道。《太平圣惠方》曰："积冷虚乏病，皆宜灸之"，故关元是治疗元气不足引起的遗精、阳痿、早泄、月经不调、痛经、崩漏、带下、不孕、产后恶露不止、腰痛、四肢逆冷、虚劳、小儿囟门不合等病症的主穴。百会为督脉腧穴，位于人体至高正中之头顶处，针刺之可升阳举陷。"脑为元神之府"，"头者，精明之府"，百会可为治疗神志病症的主穴之一，"中风不语最难医，发际顶门穴要知，更向百会明补泻，即时苏醒免灾危"。《史记》载扁鹊治虢太子尸厥，针取外三阳五会而苏，即此穴也，百会可为急救要穴。神阙、关元、百会相辅为用，可达到升阳举陷、回阳固脱的功效。

第四章
分部病症配穴

　　李志道组穴是从临证应用中思考所得，故而这一理论的生命在于实践运用，其目的是为针灸的临床应用与发展提供一种可借鉴的思路与方法。常用李志道组穴是"授渔"之术，所示组穴间配合使用治疗相关病症则为"授鱼"之法。中医有"三因制宜"之总则，因此临床运用时需注意灵活变通。

一、头面部病症选穴

1. 头痛
【主穴】阿是穴、外四神聪透百会、透四关、列缺、大椎、风府。

【随症配穴】前额头痛：上星透百会、头维、阳白、内庭；偏侧头痛：胆经四透、瞳子髎透丝竹空、风池、太阳、外关、足背胆经三穴；巅顶头痛：至阴；后头痛：脑空透风池、脑户、后溪、申脉、天柱；脑内痛：涌泉、太溪。

2. 眩晕
【主穴】胆经四透、脑空透风池、外四神聪透百会、头维、神庭、踝上三寸二穴。

【随症配穴】耳鸣耳聋、听力减退：耳屏前三穴、耳周六穴、翳风；眼花、视物不清：眼病六穴、睛明、光明；恶心、呕吐：脾胃区、足阳明四穴；焦虑抑郁：透四关、调心神三穴；痰浊中阻：祛痰化浊四穴；晕厥：水沟、内关。

3. 失眠
【主穴】外四神聪透百会、脑空透风池、大椎、调心神三穴、神门、申脉、照海、神庭、踝上三寸二穴。

【随症配穴】肝郁气滞：合谷、太冲（或透四关）、行间、期门、阳陵泉、逍遥五穴；肝郁化火：肝俞、行间、太冲、侠溪、期门、阳陵泉；阴虚火旺：滋阴三穴、阴郄；心脾两虚：心俞、足三里或脾胃区；心胆气虚：丘墟、心俞、胆俞。

4. 健忘
【主穴】外四神聪透百会、脑空透风池、调心神三穴、神门、三阴交、太冲。

【随症配穴】心悸、纳差：心俞、脾俞、足三里或胃病三穴；头胀昏蒙：祛痰化浊四穴；腰酸乏力：肾区或肾俞、太溪；头晕耳鸣：胆经四透、风池、耳屏前三穴或耳周六穴、天容、翳风。

5. 郁证
【主穴】胆经四透、透四关、逍遥五穴、调心神三穴、神门、期门、阳陵泉。

【随症配穴】脏躁：心俞、膈俞；梅核气：梅核气五穴、丰隆、天突；心烦易怒：滋阴三穴、劳宫；胸胁胀满：期门、阳陵泉、行间、内庭、支沟；头晕神疲：心俞、脾俞、补三气穴、三阴交；食欲不振：足阳明四穴、运中气穴、脾胃区。

6. 癫狂
【主穴】胆经四透、外四神聪透百会、透四关、脑空透风池、三阴交、内关或调心神三穴、丰隆或祛痰化浊四穴。

【随症配穴】痰火扰神：痫证三穴、劳宫、神门、阴郄；火盛伤阴：滋阴三穴、阴郄。

7. 痫证

【主穴】透四关、踝上三寸二穴、痫证三穴、调心神三穴、外四神聪透百会、水沟、风池、鸠尾

【随症配穴】缓解期：心俞、肝俞、脾俞、肾俞。

8. 癔病

【主穴】胆经四透、透四关、外四神聪透百会或百会、肩井、丰隆、照海、太溪、内关。

【随症配穴】癔病性耳聋：耳周六穴或耳屏前三穴、中渚、天容、翳风；癔病性肠胃不适：胃病三穴、足阳明四穴、运中气穴、脾胃区；癔病性瘫痪：肩井；癔病性失语：通里、哑门；癔病性失明：太溪。

9. 血管性痴呆

【主穴】外四神聪透百会、悬钟、丰隆、大钟、太溪、风池、完骨。

【随症配穴】神昏癫狂：十二井穴、水沟、涌泉、神门；髓海不足：三阴交、肾俞或肾区、关元或运中气穴、补三气穴、补元气穴；痰蒙脑窍：中脘、太冲、阴陵泉或祛痰化浊四穴；瘀血内阻：化瘀四穴。

10. 面瘫

【主穴】丝竹空透额厌、瞳子髎透悬厘、额厌透悬厘、口禾髎透地仓、夹承浆透地仓、阳白、合谷、四白、太阳、颊车、下关、翳风、牵正、颧髎、天容。

【随症配穴】初期：风池、翳脉、颅息；恢复期及后遗症期：补三气穴。

11. 三叉神经痛

【主穴】三叉神经四穴、胆经四透、透四关、中渚、悬钟。

眼支痛：眼病六穴、阳白；上颌支痛：迎香、颧髎、口禾髎、上关；下颌支痛：齿病四穴、地仓、承浆、夹承浆。

12. 鼻窦炎 上颌窦炎

【鼻窦炎主穴】鼻病六穴、合谷、列缺、下关、阿是穴（压痛明显处）。

上颌窦炎：巨髎、四白；筛窦炎：颧髎；额窦炎：攒竹；蝶窦炎：睛明。

【随症配穴】巅顶痛：外四神聪透百会或百会、太冲、至阴；前额及眉棱骨痛：上星透百会、阳白、内庭、头维；后头痛：脑空透风池、风池、脑户、后溪、

申脉、天柱；偏侧头痛：胆经四透、瞳子髎透丝竹空、风池、太阳、外关、足背胆经三穴；脑内痛：涌泉、太溪。

13. 目赤肿痛

【主穴】眼病六穴、风池、头维、合谷、光明。

【随症配穴】眼睑下方疼痛：颧髎、巨髎。

14. 假性近视

【主穴】眼病六穴、头目双透、风池、睛明、光明、三阴交。

【随症配穴】肝肾不足：肝俞、肾俞或肝胆区、肾区；心脾两虚：心俞、脾俞、足三里或脾胃区。

15. 耳鸣耳聋

【主穴】耳屏前三穴、耳周六穴、风池、翳风、天容。

【随症配穴】肝胆火旺：太冲、行间、侠溪、期门、阳陵泉、足背胆经三穴；痰火郁结：合谷、曲池、祛痰化浊四穴；外感风热：曲池、外关、尺泽、合谷、中渚；肾阴不足：肾俞、滋阴三穴、照海；肾阳不足：肾俞、命门、腰阳关或肾区。

16. 口疮

【主穴】合谷、劳宫、照海、金津、玉液。

【随症配穴】溃疡在下唇：承浆；溃疡在上唇：迎香；溃疡在颊黏膜：颊车；溃疡在舌下：廉泉。

17. 牙痛

【主穴】齿病四穴、大迎、太阳。

【随症配穴】肝胆火旺：太冲、丘墟、行间、侠溪、期门、阳陵泉、足背胆经三穴；痰火郁结：曲池、祛痰化浊四穴；外感风热：曲池、外关、尺泽、合谷、中渚；脾气虚弱：足三里、运中气穴、脾胃区、阴陵泉；肾阴不足：肾俞、滋阴三穴、照海；肾阳不足：肾俞、命门、腰阳关或肾区。

18. 咽喉肿痛

【主穴】天容、合谷、列缺、尺泽、照海或内踝三穴、大椎或项中四穴。

【随症配穴】咽喉红肿：外关、少商；便秘：通便三穴、曲池、腹结、大肠俞、上巨虚、支沟；口臭：清口气四穴、曲池；咽喉干红痒：滋阴三穴；咽喉痛甚：天突、喉结旁阿是穴。

19. 颈椎病

【主穴】颈夹脊穴、风池、大椎。

【随症配穴】前臂、手指疼痛麻木等症：臂丛四穴、前臂掌侧六穴、前臂背侧六穴、八邪；正中神经受累：正中神经六穴；尺神经受累：尺神经五穴；桡神经受累：桡神经五穴、曲池；头痛眩晕：阿是穴、外四神聪透百会、透四关、列缺、神庭、上星；颈肩综合征：肩胛冈三穴、肩胛四穴、肩五穴。

20. 落枕

【主穴】落枕四穴、手掌对刺三穴、腕背侧三穴、风池、悬钟、颈夹脊。

21. 吞咽障碍、构音困难等咽喉部病症

【主穴】项中四穴、内踝三穴、通里、咽喉三穴。

22. 斑秃

【主穴】阿是穴（即脱发区）膈俞、肝俞、肾俞。

【随症配穴】病灶在前顶：合谷、内庭；病灶在侧头：外关、足临泣；病灶在巅顶：太冲、中封；病灶在后头：后溪、申脉。

23. 痤疮

【主穴】曲池、大椎、合谷。

【随症配穴】肺经风热：少商、尺泽；湿热郁结：三阴交、阴陵泉；瘀血凝滞：化瘀四穴。

二、胸腹腰背病症选穴

1. 腰脊痛、尾骨痛等腰骶部病症

【主穴】阿是穴、肾区（腰夹脊穴　腰部膀胱经第一、二侧线）、腰痛穴、委中。

【次穴】顶灵三穴、腰痛二穴。

【随症配穴】腰脊柱正中痛：水沟、支沟；腰两侧痛：二白、攒竹；单侧腰痛：同侧条口透承山；急性腰痛：后溪透合谷。

2. 感冒

【主穴】大椎、风池、风府、合谷、外关、列缺。

【随症配穴】鼻塞流涕：上星透神庭、印堂、迎香或鼻病六穴。

3. 咳嗽、咳痰、气喘等

【主穴】尺泽、鱼际、膻中、天突、心肺区。

【随症配穴】发热：大椎、合谷、曲池或退热三穴；干咳无痰、舌红少苔：照海、滋阴三穴；盗汗：滋阴三穴（太溪、三阴交）、汗证四穴；痰湿阻肺：祛痰化浊四穴；痰中带血：孔最；咽喉干痒：列缺、照海、滋阴三穴；咳而气短：丹田三穴、补三气穴；咳而遗尿：三阴交、净府五穴、胞宫七穴、前阴病四穴、丹田三穴、倒三角、肾俞、腰阳关、命门。

4. 喘证

发作期：大杼、风门、心肺区、天突、膻中、孔最、定喘、丰隆。

【随症配穴】痰白而多：祛痰化浊四穴；痰黄黏稠：大椎、曲池；舌红口干，五心烦热：滋阴三穴；畏寒肢冷，神疲气怯：气海、关元；心悸气短：调心神三穴、肺俞；潮热盗汗：阴郄、汗证四穴、滋阴三穴；缓解期：补三气穴、祛痰化浊四穴。

5. 心悸、惊悸

【主穴】心肺区（心俞）、调心神三穴、腕掌侧三穴、丘墟透照海、神门、膻中、巨阙。

【随症配穴】胸闷气短：肺俞、丹田三穴、补三气穴；善惊易扰：太冲、胆俞；心烦易怒：透四关、劳宫、滋阴三穴；乏力汗出：汗证四穴、补三气穴、足三里。

6. 胸痹

【主穴】心肺区、调心神三穴、腕掌侧三穴、丘墟透照海、补三气穴、紫宫、玉堂。

【随症配穴】喘息憋气：肺俞、中府；恶寒发热：列缺、大椎、合谷或退热三穴；咳嗽痰多：祛痰化浊四穴；短气乏力：补三气穴、足三里；胸壁疼痛：阿是穴。

7. 呃逆

【主穴】翳风、素髎、攒竹、膈俞。

【随症配穴】脘腹疼痛或胀满：胃病三穴；口臭便秘：内庭、清口气四穴、通便三穴、支沟。

8. 恶心、呕吐

【主穴】运中气穴、足阳明四穴、胃病三穴、脾胃区。

9. 胃脘痛

【主穴】运中气穴、足阳明四穴、胃病三穴、内关。

【随症配穴】腹胀：公孙、太白、脾胃区（脾俞、胃俞）、梁丘；隐隐灼痛，口燥咽干：滋阴三穴。

10. 腹痛

【主穴】足阳明四穴、胃病三穴、公孙。

【随症配穴】湿热壅滞：阴陵泉、三阴交、足三里、内庭、地机。

11. 肠痛

【主穴】足阳明四穴、天枢、大横、二间、阑尾点、阿是穴。

【随症配穴】发热：大椎、曲池、合谷或退热三穴；呕吐：上脘、胃病三穴；便秘：腹结、通便三穴；腹胀：大肠俞、胃病三穴、脾胃区（脾俞、胃俞）、梁丘。

12. 腹痛（单纯性肠梗阻）

【主穴】足阳明四穴、中腹部四穴、脾胃区、中脘、阿是穴、大横。

【随症配穴】上腹痛：上脘；小腹痛：丹田三穴；恶心呕吐：上脘、胃病三穴。

13. 腹痛（慢性胰腺炎）

【主穴】运中气穴、足三里、脾胃区（胃脘下俞、胃俞、脾俞）。

【随症配穴】中焦气滞：胃病三穴、期门、章门、合谷、太冲、行间、阳陵泉、逍遥五穴；湿热蕴结：阴陵泉、三阴交、足三里、内庭、地机。

14. 泄泻

【主穴】足阳明四穴、丹田三穴、中腹部四穴（天枢）、大横。

【随症配穴】湿热伤中：阴陵泉、三阴交、足三里、内庭、地机。

15. 便秘

【主穴】通便三穴、足阳明四穴、天枢、腹结、大肠俞、上巨虚、支沟。

【随症配穴】热秘：内庭、合谷、曲池；气秘：太冲、合谷、期门；阴虚秘：脾俞、照海、滋阴三穴；气虚秘：运中气穴、脾胃区；阳虚秘：补元气穴、丹田三穴、肾区（多用腰阳关、肾俞、命门）。

16. 胆石症

【主穴】肝胆区、日月（右侧）、期门（右侧）章门、支沟、阳陵泉、足三里、太冲、丘墟、阿是穴、胆囊穴。

【随症配穴】胆心综合征：厥阴俞、神门、调心神三穴；恶寒发热：退热三穴；黄疸：至阳、阴陵泉、三阴交。

17. 多汗症

【主穴】汗证四穴、心肺区。

【随症配穴】盗汗：滋阴三穴、足三里；自汗：补三气穴（气海）、足三里。

18. 带状疱疹

【主穴】疱疹周围阿是穴、曲池、透四关、三阴交。

【随症配穴】病在头部：患侧风池、翳风；病在胸胁：患侧相应节段夹脊穴、肋缘下、支沟、阳陵泉；病在腰腹：患侧相应节段夹脊穴、足三里、血海；疼痛剧烈：阿是穴及疱疹分布带围刺。

19. 尿频

【主穴】净府五穴、秩边透水道。

【随症配穴】肾气不足：肾俞、命门、腰阳关或肾区。

20. 尿崩症

【主穴】肾区、丹田三穴、中极、秩边透水道。

【随症配穴】脾阳虚：足三里或足阳明四穴、脾胃区（脾俞、胃俞）；肾阳虚：肾区（腰阳关、肾俞、命门）。

21. 遗尿

【主穴】净府五穴、丹田三穴、滋阴三穴、神阙。

【随症配穴】夜梦多：外四神聪透百会、神门、调心神三穴；体弱神疲，小便清长：肾俞；纳呆、便溏：脾俞、阴陵泉；夜寐沉，不易唤醒：外四神聪透百会。

22. 癃闭

【主穴】丹田三穴、净府五穴、秩边透水道、肾区、中极、水道、归来、大肠俞、三阴交。

【随症配穴】膀胱湿热：地机、中极、秩边透水道、膀胱俞、阴陵泉、利水消肿五穴；肺热壅盛：鱼际、合谷；肝郁气滞：合谷、太冲（或透四关）、行间、期门、阳陵泉、逍遥五穴；痰瘀阻络：祛痰化浊四穴、血海或化瘀四穴；脾气不升：脾俞、脾胃区、百会；肾气衰惫：补三气穴、肾俞、命门、腰阳关。

23. 前列腺炎（淋、浊、精浊）

【主穴】会阳、秩边透水道、丹田三穴、净府五穴、太冲、三阴交、足三里、上巨虚、

【随症配穴】性功能障碍：肾区（肾俞、命门、腰阳关）。

24. 阳痿

【主穴】丹田三穴、净府五穴、秩边透水道、肾区、腰阳关、大肠俞、次髎、三阴交。

【随症配穴】湿热：地机、中极、膀胱俞、阴陵泉、三阴交、利水消肿五穴；虚劳：灸丹田三穴、肾区；肝郁：胆经四透、透四关、调心神三穴、神门、期门、阳陵泉；心肾不交：太溪、内关、神门。

25. 早泄

【主穴】丹田三穴、净府五穴、秩边透水道、肾俞、白环俞、次髎、会阳。

26. 乳痈

【主穴】乳病六穴、天宗、光明。

【随症配穴】胃腑积热：内庭、梁丘、乳根；肝郁：合谷、太冲或透四关、行间、期门、阳陵泉、逍遥五穴；乳汁分泌不足：少泽；风热上犯：合谷、曲池、风池。

27. 乳癖（乳腺增生）

【主穴】乳病六穴、透四关、肝区、期门。

【随症配穴】肝郁气滞：行间、日月、阳陵泉、逍遥五穴；冲任失调：调冲四穴、血海、三阴交。

28. 缺乳

【主穴】乳病六穴、足阳明四穴、肩井、膻中、肝胆区、光明。

【随症配穴】乳汁分泌不足：阴陵泉；乳汁排出不畅：太冲透涌泉。

29. 月经不调

【主穴】丹田三穴、血海、三阴交、章门、带脉、胞宫七穴。

【随症配穴】实热证：太冲、行间；虚热证：滋阴三穴；气虚证：足三里、脾俞、脾胃区、补三气穴；寒证：归来、命门；肝郁：透四关、行间、期门、阳陵泉、逍遥五穴。

30. 痛经

【主穴】胞宫七穴、三阴交、次髎、丹田三穴。

【随症配穴】气滞血瘀：透四关、逍遥五穴、化瘀四穴；寒凝血瘀：化瘀四穴、归来、肾俞、命门、腰阳关；气血虚弱：气海、足三里、血海、补气养血三穴；肝肾亏虚：肝俞、肾俞、太溪或滋阴三穴。

31. 少腹病症（盆腔炎）

【主穴】胞宫七穴、三阴交、八髎、关元。

【随症配穴】下腹部疼痛：合谷、气海、地机；发热：退热三穴；赤白带下或恶露增多：带脉、中极；月经不调：调冲四穴、血海；尿频、尿急：阴陵泉、气海。

32. 带下病

【主穴】胞宫七穴、丹田三穴、三阴交、肾区、冲门。

【随症配穴】脾肾两虚：脾俞、阴陵泉、复溜、太溪；肝胆湿热：章门、带脉、足三阴七穴。

33. 不孕症

【主穴】胞宫七穴、肾区、丹田三穴、三阴交。

【随症配穴】肾阴虚：太溪、肾俞；肾阳虚：腰阳关、命门、肾俞；肝气郁结：透四关、行间、期门、阳陵泉、逍遥五穴、曲泉；痰湿蕴结：阴陵泉、祛痰化浊四穴；瘀血阻滞：化瘀四穴。

34. 围绝经期综合征

【主穴】透四关、肾区、滋阴三穴。

【随症配穴】肾阴亏虚：照海；肝阳上亢：风池；痰气郁结：祛痰化浊四穴。

35. 中气下陷所致内脏下垂、久泻久痢、重症肌无力等诸疾

【主穴】外四神聪透百会、运中气穴、补三气穴、脾俞、阳陵泉。

【随症配穴】胃下垂：上脘、胃俞；肾下垂：肾俞、京门；子宫下垂：倒三角、次髎、提托；脱肛：长强、天枢、大肠俞；久泻久痢：天枢、命门、大肠俞；重症肌无力：相关经筋处的阿是穴、肌腹组穴。

三、上肢病症选穴

1. 中风后上肢不遂

肩关节病症：肩胛冈三穴、肩胛四穴、肩五穴；肘关节病症：肱二头肌三穴、肱三头肌三穴、臂丛四穴、尺神经五穴、桡神经五穴、正中神经六穴；腕关节病症：前臂掌侧六穴、前臂背侧六穴、腕掌侧三穴、腕背侧三穴、尺神经五穴、桡神经五穴、正中神经六穴；指关节病症：前臂掌侧六穴、前臂背侧六穴、八邪、鱼际四穴、手掌对刺三穴、手食指三穴、尺神经五穴、桡神经五穴、正中神经六穴。

2. 漏肩风

【主穴】阿是穴、肩凝症五穴、肩五穴、肩胛冈三穴、肩胛四穴、肱三头肌三穴、阳陵泉。

【随症配穴】肩前部疼痛：合谷、列缺；肩外侧部疼痛：后溪、小海；肩内侧痛：尺泽、太渊。

3. 肘劳

【主穴】前臂掌侧六穴、前臂背侧六穴、阳陵泉、阿是穴。

肘外侧疼痛（肱骨外上髁炎）：合谷、手五里、手阳明四穴、肘髎；肘内侧疼痛（肱骨内上髁炎）：少海、青灵、小海、后溪；肘尖痛：天井。

4. 小臂及手指感觉障碍诸症

【主穴】臂丛四穴、颈夹脊。

食指、中指、无名指（一半）麻木为主：正中神经六穴、八邪、手食指三穴；小指麻木为主：尺神经五穴、八邪、前谷、后溪；桡神经通路及以拇指、食指及无名指背侧麻木为主：桡神经五穴、鱼际四穴、曲池、八邪、手食指三穴。

注：在治疗手部疾患由于臂丛神经通路（手指麻木诸症）并不能表现出非常明确的分区，因而正中神经六穴、尺神经五穴、桡神经五穴以及八邪穴等常常配合使用。

上肢运动功能障碍（无力为主）为肌腹刺；神经相关穴上肢感觉障碍多以局部选穴；神经相关穴上肢肌张力增高为肌腹刺。

四、下肢病症选穴

1. 坐骨神经痛

【主穴】坐骨神经四穴、阿是穴、臀三穴、大肠俞、关元俞、委中。

【随症配穴】太阳少阴型：大腿后侧痛：阿是穴、股后五穴；小腿后外侧或足跟足底麻木疼痛：阿是穴、腘下四穴；少阳阳明型：小腿前外侧感觉障碍：阿是穴、小腿前外侧六穴、腓总神经四穴；足背麻木疼痛：阿是穴、八风、腓深神经五穴（多用悬钟）、腓总神经四穴；急性痛：攒竹；顽固痛：局部刺络放血。

2. 股神经痛所致大腿前侧痛及髋关节屈伸不利

【主穴】髋关节屈伸不利：股前九穴、股后五穴、居髎、带脉、冲门三穴、腰部膀胱经第一、二侧线。

3. 闭孔神经痛、大腿内侧痛

髋关节收展：臀三穴、阴股三穴、居髎、三风市；大腿内侧感觉障碍：阿是穴、股前九穴、阴股三穴、腰夹脊、腰部膀胱经第一、二侧线。

4. 股外侧皮神经卡压征

【**主穴**】阿是穴、股外穴、居髎、三风市、腰夹脊、腰部膀胱经第一、二侧线。

5. 臀上皮神经卡压征

【**主穴**】阿是穴、臀三穴、秩边、腰夹脊、腰部膀胱经第一、二侧线。

【**随症配穴**】腰部不适：腰痛穴、委中。

6. 膝关节疼痛、屈伸不利

【**主穴**】阿是穴、股前九穴、股后五穴、腘下四穴、阳陵泉、内外膝眼。

【**随症配穴**】膝关节内侧疼痛：血海、阴陵泉、膝关、曲泉、阴谷；膝关节外侧疼痛：足阳明四穴、膝阳关；膝关节后侧疼痛：委中；膝关节痛连及大腿外侧：三风市；膝关节痛连及大腿前侧：冲门三穴。

7. 足跟痛

【**主穴**】阿是穴、足跟痛八穴、腘下四穴。

8. 中风后遗症（下肢）

髋关节屈伸：股前九穴、股后五穴、居髎、带脉、冲门三穴、腰部膀胱经第一、二侧线。

【**随症配穴**】髋关节收展：臀三穴、阴股三穴、三风市；膝关节：腘下四穴。

9. 中风后偏身感觉障碍

【**主穴**】阿是穴、足三阴七穴、冲门三穴。

10. 中风后足内翻、足下垂

【**主穴**】小腿前外侧六穴、腘下四穴、腓深神经五穴、丘墟透照海。

11. 中风后足趾不利

【**主穴**】小腿前外侧六穴、利趾三穴、腓深神经五穴。

组穴名称索引

三画

三叉神经四穴 …………………… 30
三风市 …………………………… 97
小腿前外侧六穴 ………………… 101

四画

中腹部四穴 ……………………… 129
内踝三穴 ………………………… 116
手阳明四穴 ……………………… 87
手足二八穴 ……………………… 136
手食指三穴 ……………………… 85
手掌对刺三穴 …………………… 77
化瘀四穴 ………………………… 145
丹田三穴 ………………………… 48
心肺区 …………………………… 56
尺神经五穴 ……………………… 81

五画

正中神经六穴 …………………… 79
丘墟透照海 ……………………… 120
外四神聪透百会 ………………… 20
头目双透 ………………………… 25

六画

耳周六穴 ………………………… 26
耳屏前三穴 ……………………… 28
回阳固脱三穴 …………………… 157
冲门三穴 ………………………… 89
汗证四穴 ………………………… 147
阴股三穴 ………………………… 90

七画

运中气穴 ………………………… 46
足三阴七穴 ……………………… 108
足阳明四穴 ……………………… 102
足背胆经三穴 …………………… 119
足跟痛八穴 ……………………… 117
利水消肿五穴 …………………… 150
利趾三穴 ………………………… 118
坐骨神经四穴 …………………… 95
肝胆区 …………………………… 58
补三气穴 ………………………… 44
补元气穴 ………………………… 140
补气养血四穴 …………………… 142

八画

顶灵三穴 ………………………… 22
齿病四穴 ………………………… 123
肾区 ……………………………… 62
固精四穴 ………………………… 153
和中蠲饮四穴 …………………… 152
乳病六穴 ………………………… 132
肱二头肌三穴 …………………… 67
肱三头肌三穴 …………………… 68
股后五穴 ………………………… 93
股前九穴 ………………………… 92
鱼际四穴 ………………………… 76
净府五穴 ………………………… 50
肩五穴 …………………………… 66
肩胛冈三穴 ……………………… 54

肩胛四穴·····························55

肩凝症五穴·························110

九画

项中四穴·····························33

胃病三穴···························127

咽喉三穴·····························39

胆经四透·····························40

胞宫七穴·····························51

胫神经五穴·························107

前阴病四穴·························133

前臂背侧六穴·······················71

前臂掌侧六穴·······················69

祛痰化浊四穴·····················149

退热三穴···························139

十画

桡神经浅支五穴····················82

桡神经深支三穴····················84

逍遥五穴···························154

秩边透水道··························64

透四关·····························155

脑空透风池··························24

消食三穴·····························42

调心神三穴··························86

调冲四穴···························130

通便三穴·····························52

十一画

梅核气五穴·························126

眼病六穴·····························29

敛疮二穴·····························35

清口气四穴·························125

清热凉血六穴·····················143

颈夹脊·······························32

十二画

散风四穴···························137

落枕四穴·····························72

腓总神经四穴·····················104

腓深神经五穴·····················106

腘下四穴·····························99

脾胃区·······························60

腕背侧三穴··························74

腕掌侧三穴··························73

痫证三穴···························114

滋阴三穴···························113

十三画

腰痛二穴···························135

十四画

鼻病六穴···························122

十五画

踝上三寸二穴·····················111

十七画

臀三穴·······························94

臂丛四穴·····························36

参考书目

［1］（晋）皇甫谧．针灸甲乙经校释［M］．北京：人民卫生出版社，1979．

［2］（宋）王怀隐．太平圣惠方［M］．北京：人民卫生出版社，1958．

［3］（清）陆以湉．冷庐医话［M］．北京：中医古籍出版社，1999．

［4］贺普仁．针灸问对［M］．北京：北京科学技术出版社，2013．

［5］李志道．针灸处方学［M］．北京：中国中医药出版社，2005．

［6］邵水金．正常人体解剖学［M］．北京：中国中医药出版社，2012．

［7］（明）杨继洲．针灸大成［M］．北京：人民卫生出版社，2006．

［8］（明）高武．针灸聚英［M］．北京：人民卫生出版社，2006．

［9］（唐）孙思邈．备急千金要方［M］．北京：中国医药科技出版社，2011．

［10］（明）张介宾．类经［M］．北京：人民卫生出版社，1965．

［11］（春秋战国）佚名．黄帝内经［M］．北京：人民卫生出版社，2013．

［12］（宋）范晔．后汉书［M］．北京：中华书局，1965．

［13］（明）张介宾．张景岳医学全书［M］．北京：中国中医药出版社，1999．

［14］（明）佚名．银海精微［M］．北京：人民卫生出版社，2006．

［15］（明）朱橚．普济方［M］．北京：人民卫生出版社，1959．

［16］（清）王宏翰．医学原始［M］．上海：上海科学技术出版社，1989．

［17］（清）王清任．医林改错［M］．北京：人民卫生出版社，2005．

［18］（明）李梴．医学入门［M］．北京：人民卫生出版社，2006．

［19］（清）林珮琴．类证治裁［M］．北京：人民卫生出版社，2005．

［20］（清）何梦瑶．医碥［M］．北京：人民卫生出版社，2014．

［21］（明）佚名．循经考穴编［M］．上海：群联出版社，1955．

［22］（唐）王焘．外台秘要［M］．北京：人民卫生出版社，1955．

［23］（清）廖润鸿．勉学堂针灸集成［M］．北京：人民卫生出版社，1994．

［24］（宋）刘昉．幼幼新书［M］．北京：中国医药科技出版社，2011．

［25］（明）吴崑．针方六集校释［M］．北京：中国医药科技出版社，1991．

［26］（明）董宿．奇效良方［M］．天津：天津科学技术出版社，2003．

［27］（清）张锡纯．医学衷中参西录［M］．北京：中国医药科技出版社，2011．

[28]（春秋）秦越人. 难经［M］. 北京：科学技术文献出版社，1996.

[29]（晋）王叔和. 脉经［M］. 北京：人民卫生出版社，1956.

[30]（宋）王执中. 针灸资生经［M］. 北京：人民卫生出版社，2007.

[31]（清）吴谦. 医宗金鉴［M］. 北京：人民卫生出版社，1963.

[32]（明）吴崑. 医方考［M］. 北京：中国中医药出版社，1998.

[33]（唐）孙思邈. 千金翼方［M］. 北京：中国医药科技出版社，2011.

[34]（清）叶天士. 临证指南医案［M］. 北京：人民卫生出版社，2006.

[35]（明）虞抟. 医学正传［M］. 北京：中医古籍出版社，2002.

[36]（明）李中梓. 医宗必读［M］. 北京：中国医药科技出版社，2011.

[37]高式国. 针灸穴名解［M］. 哈尔滨：黑龙江科学技术出版社，1982.

[38]周楣声. 针灸穴名释义［M］. 合肥：安徽科学技术出版社，1985.

[39]（明）张介宾. 类经图翼［M］. 北京：人民卫生出版社，1985.

[40]（金）张子和. 儒门事亲［M］. 北京：人民卫生出版社，2005.

[41]（元）危亦林. 世医得效方［M］. 北京：中国中医药出版社，1996.

[42]（清）徐大椿. 医学源流论［M］. 北京：人民卫生出版社，2007.

[43]（清）鲍相璈. 验方新编［M］. 北京：人民卫生出版社，2007.

[44]（明）楼英. 医学纲目［M］. 北京：中国中医药出版社，1995.

[45]（清）岳含珍. 经穴解［M］. 北京：人民卫生出版社，1990.